一般社団法人日本高次脳機能障害学会
教育・研修委員会 編

錯語とジャルゴン
Paraphasia and Jargon

株式会社 新興医学出版社

Paraphasia and Jargon

Committee on education and training
Japan Society for Higher Brain Dysfunction

© First edition, 2018 published by
SHINKOH IGAKU SHUPPAN CO., LTD TOKYO.
Printed & bound in Japan

● 企画・編集

一般社団法人日本高次脳機能障害学会　教育・研修委員会

● 執筆者一覧（執筆順，＊：編集代表）

＊種村　　純	川崎医療福祉大学 医療技術学部 感覚矯正学科	
大槻　美佳	北海道大学大学院 保健科学研究院	
＊松田　　実	清山会医療福祉グループ顧問 いずみの杜診療所	
水田　秀子	医療法人藤井会 藤井会リハビリテーション病院 リハビリテーション部	
中村　　光	岡山県立大学 保健福祉学部 保健福祉学科	
津田　哲也	県立広島大学 保健福祉学部 コミュニケーション障害学科	
奥平奈保子	東京都リハビリテーション病院 リハビリテーション部	
船山　道隆	足利赤十字病院 神経精神科	
宮崎　泰広	関西電力病院 リハビリテーション科	
中川　良尚	江戸川病院 リハビリテーション科	

はじめに

清山会医療福祉グループ顧問，いずみの杜診療所　松田　実

　本書は2016年11月に松本で開催された第40回日本高次脳機能障害学会学術総会サテライト・セミナーでの講演を核として，いくつかの項目を加えた「錯語とジャルゴン」についてのモノグラフである．教科書としても研究の指針としても使えるような，コンパクトで分かりやすくかつ高度な内容を目指したが，執筆陣の奮闘により，その目的をかなりの程度には達成できたのではないかと考えている．ここでは，編集を担当したものとして，各執筆者の原稿について，簡単にコメントさせていただく．

　種村氏は失語症研究の歴史の中で，錯語とジャルゴンがどのような位置を占めてきたのかを解説された．特に錯語研究については，古典論的な展開の中でも，認知神経心理学的アプローチの中でも，中核的位置を占めていることが浮き彫りにされている．大槻氏はいつもながらの明快さで錯語の分類やその神経学的基盤や機序について解説された．大槻氏の解説が歯切れよく説得力があるのは，既に定説となっている事項，まだ分からない事項，自身の見解などを明瞭に区別して記載されているからであろう．水田氏は音韻性錯語や形式性錯語の枠を超えて音韻符号化の過程そのものをとりあげ，その中で起こり得る異常について幅広く述べられた．いつもながらの意欲的な論考であるが，その中には氏自身が？マークをつけられていることからも分かるように定説とはなっていない水田氏独自の仮説も多く，その是非は今後の検証に委ねられる．中村氏は意味ネットワークや語彙の構造についての深い造詣をもとに，意味性錯語についてその成り立ちや位置づけについて明解に解説された．意味性ジャルゴンは意味性錯語ではなく無関連錯語が多いからこそジャルゴンになることにも注意を喚起されている．奥平氏はこれまでも地道に蓄積されてきた失語症者の呼称分析の自身のデータを交えて，新造語の発現機序についての諸説を解説され，新造語ジャルゴンの多様性についても言及された．新造語・新造語ジャルゴンについての現時点における最も優れた総説であろうと思われる．船山氏は統合

失調症と自閉症スペクトラム障害でみられる独特の錯語様発話について，多くの実例を提示しつつその機序を分析された．氏がいうように失語とは異なる機序とはいえ，異常な言語表現であることに間違いはなく，言語症状というものの多様さに改めて驚かされるとともに，失語の研究にも新しい視点を提供する可能性さえ感じさせる．宮崎氏は錯語とジャルゴン全般について観察法や評価法について解説された．氏はこれまでも錯語や保続についての多くの業績があり，提示された分析法は，これからこの方面を探求しようとする若き研究者にとって有用な指標となるであろう．中川氏は新造語ジャルゴンを呈した1症例の訓練課程を，病態機序を考察しながら丁寧に解説された．臨床的に最も遭遇する機会が多く，しかも訓練に困難を伴うことが多い新造語ジャルゴンについての訓練経過は，1症例といえども読者の参考になる点が多いと思われる．

失語症候学において単語レベルの論考はこれまでも多くの仮説や検討が積み重ねられており，コンピュータによるシミュレーションもされているが，文レベル，あるいは談話レベルの異常ともいえるジャルゴンについては，先人の多くの優れた業績があるとはいえ，基本的には症候を記載し整理するレベルにとどまり，明解な病態機序にたどり着いてはいない．筆者はジャルゴンの分類と病態機序についてささやかな論考をさせていただいたが，決して明解な解説ができたという自信はなく，諸賢の忌憚なきご批判を賜れれば幸いである．

失語症における発話異常の症候ほど，多彩で興味の尽きないものはない．その中で錯語とジャルゴンはまさに花形ともいえる症候であると思われる．本書を読んでいただければ分かるように，いまだに解決されていないことのほうが多く，若き研究者がこの分野にどんどん参入されてくることを期待したい．本書がその際における一助となれば，編者の喜びはこれにすぐるものはない．

失語関係の書物では，初学者向けのマニュアル本は売れても，少し高度な内容になると必ずしも売れ行きが芳しいわけではない．そうした事情を知っているので編者としては出版計画を躊躇する中，力強い後押しをいただいた新興医学出版社の林峰子社長と岡崎真子氏，遅々として進まぬ原稿を粘り強く対応し編集で最後までお世話になった中方欣美氏，また，セミナーの企画から本書の編集まで陣頭に立って指揮をとっていただいただけでなく，歴史的展望の一章をもご執筆いただいた種村純先生に心から深謝する次第である．

目次

■ はじめに .... 松田　実　v

第Ⅰ章　錯語・ジャルゴンとは？
1. 錯語およびジャルゴン概念の歴史的展開 .... 種村　純　3
2. 錯語の分類と神経基盤 .... 大槻　美佳　23
3. ジャルゴンの分類 .... 松田　実　41
4. ジャルゴンの病態機序 .... 松田　実　57

第Ⅱ章　錯語・ジャルゴンの臨床型
1. 音韻性錯語／形式性錯語 .... 水田　秀子　89
2. 意味性錯語／意味性ジャルゴン .... 中村　光, 津田　哲也　107
3. 新造語／新造語ジャルゴン .... 奥平奈保子　123
4. 精神疾患における錯語様発話 .... 船山　道隆　143

第Ⅲ章　錯語・ジャルゴンの評価と治療
1. 錯語とジャルゴンの評価 .... 宮崎　泰広　161
2. 錯語とジャルゴンを呈する失語症例への訓練介入 ... 中川　良尚　175

■ 索引 189

第Ⅰ章
錯語・ジャルゴンとは？

1. 錯語およびジャルゴン概念の歴史的展開

2. 錯語の分類と神経基盤

3. ジャルゴンの分類

4. ジャルゴンの病態機序

第Ⅰ章 錯語・ジャルゴンとは？

錯語およびジャルゴン概念の歴史的展開

川崎医療福祉大学医療技術学部感覚矯正学科　種村　純

> **臨床に役立つ ワンポイント・アドバイス**
> One-point Advice
>
> 　錯語概念はWernicke以来，単語の音響的要素が発話のモニタリングの機能を有しており，Wernicke野の損傷により音響的要素が障害され，錯語が出現すると論じられてきた。一方，Kussmaul，Pickは注意障害，あるいは音の順序的系列化の抑制の障害の結果，音韻的にも意味的にも関連した単語が表出されるとの理論を展開した。ジャルゴンについては字性錯語の極端な状態か，音韻と意味の障害の両要素が加わった状態と解釈されてきた。Alajouanineらによって未分化ジャルゴン，失意味性ジャルゴンおよび錯語性ジャルゴンの3型の分類がなされた。その後，言語学や心理学の方法を導入して詳細な症状が記載されるに至った。

はじめに

　失語症における発話の誤りのうち錯語とジャルゴンなどの発話症状について歴史的展開を概観する。症状の記載とそのメカニズムについての議論が失語論全般の推移によって変化してきた。前世紀末までの失語論全般の歴史的展開と結び付けながら，錯語とジャルゴンの研究の展開について述べる。

I. 18世紀末までの錯語とジャルゴンの記載

18世紀末までが失語症研究史における前史とされている。17世紀には間違いなく失語症とみられる記述が現れた。17世紀後半の1676年にJohann Schmidtが語彙の代用という現象を記載した[1]。18世紀には，1770年にJohann Gesnerが，喚語困難と錯語は一般的な記憶喪失の表れではなく，言語の健忘であると述べた。物体は認知可能で，その意味もわかっているが，それについて誤った名称を述べたり，全く名称がいえなかったりすると記載した[1]。1800年までの失語症に関する知識は大部分が臨床的性質に関するもので，言語の神経学的基盤に関しては未だ明らかではなかった[1〜5]。

II. 古典論の成立，症状記載の分化

19世紀初頭にはGallの骨相学とともに大脳局在論が言語の脳過程の研究を推進する原動力になった。Lordatが1843年に後の語性錯語と字性錯語に相当する症状を記載していた。彼は自身が失語に罹患し，その体験を自己観察によって記載した。Snellが1852年に精神疾患と関連して新造語を記載した。1861年にPaul Brocaは運動失語症例について発表し，言語の半球優位性学説が成立した。錯語（paraphasie）という用語を初めて使用したのは1865年のArmand de Fleuryで，大脳の意図から構音器官への内言語伝達の障害について，不能をaphasie，困難をdysphasie，誤りをparaphasieと呼んだ[3]。

Wernicke（図1）は1874年に感覚失語の特徴を記載し，その病巣を左上側頭回に位置付け，図式に基づいて失語症候を説明した。このWernickeの業績により失語症の分類

> **KeyWord**
> **＊Wernicke**
> 感覚失語の症候学と古典的失語図式を確立した。また，音響心像の損傷に伴う発話のモニタリング障害という錯語に関する初めての学説を唱えた。

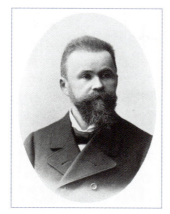
【図1】Carl Wernicke

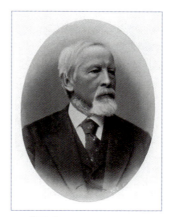
【図2】Adolf Kussmaul

と，図式的モデルの基礎が成立した。感覚失語の発話症状について「構音は保たれ，たいてい多弁である。流暢に，比較的豊富な語彙と目的に適した文構成で話すが，しばしば表現の選択を誤り，それと気づかずに誤った，または歪んだ語を用いる。物品呼称も障害されている。これらの際にみられる錯語は音響心像が運動表象に対して及ぼす調節的影響が失われることによるのであろう」と記載した[6, 7]。彼は「転位」と「混乱」という2型の錯語を記載し，その後Kussmaul（図2）によって「字性」と「語性」と名付けられた。前者は転位による単語自体が分裂した話し言葉の混乱であり，単語内の音が入れ替わると述べている。字性錯語の極端な形態としてジャルゴンになると考えた。後者の語性錯語は関連のある，あるいは関連のない単語と目標語との置き換えを指していた。Wernickeは語性錯語の概念の中に錯文法も含めていた。彼は感覚失語における錯語について，側頭葉に局在する音響心像に対する損傷の結果生じると説明した。音響心像は発話表出に対してモニタ

> **KeyWord**
> ＊Kussmaul
> 字性錯語と語性錯語という名称を初めて使用した。錯語について注意障害の結果，目標語に対して意味的，音韻的に類似した誤りが出現すると述べた。

リングあるいは制御的な効果を及ぼし，このモニタリングシステムの損傷が錯語の出現をもたらすと説明した。Wernicke はこの「修正メカニズム」は無意識的に作用し，また発話者が積極的に活用し，「単語概念」あるいは内的言語が存在していることが必要であることを強調した。この単語概念は単語の音響要素と運動要素を結び付けており，意味的側面は含まない。単語の音響要素と運動要素との間の不断の連合が発話表出の自動性をもたらしている。感覚失語では音響要素が障害されており，その結果としてモニタリング効果が失われ，発話表出の自立性が欠如する。これが錯語のメカニズムに関する初めての仮説であった[8]。

Kussmaul[9] は錯語について Wernicke とは異なった解釈を述べた。すなわち錯語は注意の低下を基礎として出現する。彼は字性錯語と語性錯語のほかに「舞踏病性錯語」という用語を作り，「発話の流れはなめらか，連続的であるが，単語の組み合わせは無意味で，混乱した状態をもたらす」と規定した。「注意障害の結果，関連した単語が喚起されることになり，表出される単語は目標語と意味あるいは音韻的に類似する」。Kussmaul[9] はこの区分について「単語心像をその表象と結合することができないために，意味に合致した単語心像の代わりに，全く間違った，または理解しがたい単語心像が出現する」と記載している。その後の錯語論はこの Kussmaul の注意障害説と Wernicke の「単語概念」と発話プログラミングの流れの二派に分かれた[8]。

Liepmann[10] は Wernicke の流れを汲んで，錯語に対して失行モデルを応用した。失行論では上下肢の動作と個々の運動の共同作用の背後に観念的動作プランの存在を仮定している。発話表出における個々の運動要素の協調の背景にも「音響プラン」が存在することを仮定した。その単語プ

ランの音響要素が適切な発話音声を正しい系列順序に選択する上で決定的に重要であると考えた。単語プランの音響要素の障害が単語の逸脱と解体をもたらし，先行する，あるいは後続する音・音節の繰り返しや混合を特徴とする「観念運動性錯語」に典型的に反映される。この観念運動性錯語は観念運動失行との類比に基づいて大脳後方部と関連付けられた。この錯語型は「音節の保続・早期出現，音・意味の変化を伴う言い誤り，適切な単語内分節が混合し，単語保続あるいは単語成分が感覚的な刺激の連合を喚起する」[8]。

この概念はKleist [11] によってさらに洗練され，伝導失語の研究に結び付いた。伝導失語は感覚失語とともに錯語を示す。Kleistは錯語を2型に分けた。字性型は単語を構成する音あるいは音の要素を発見・再生することの障害で，語想起型は単語全体の活性化に関わる。第一の字性錯語は純粋錯語と呼ばれた。彼の「単語形式」はWernickeの「単語概念」およびLiepmannの「単語プラン」の修正である。「単語形式」は特定の時間的リズムパターンにおける発話音声の統合された構造あるいは布置であり，音響的・運動的要素からなり，側頭葉の系列化メカニズムに基づいている。このメカニズムが，単語を形成する「音イメージ」と「音響的痕跡」の時間的な系列・パターン化を統制している。Broca野は単語の表出において運動要素の系列化に関わる類似のメカニズムの神経基盤であると彼は認識していた。正常な発話表出はこのような運動と音響的パターン化メカニズムの緊密な連合を要する。したがってKleistは錯語を音響の時間的系列化メカニズムの障害と運動発話システムに対するその影響によって出現すると考えた。Kleist [12] は語聾を伴わない字性錯語（復唱失語 [Nachsprechenaphasie] ＝伝導失語），単語聾（Worttaubheit, Wernicke失語に相当）

では，語を構成する音声系列の了解が悪く，聴覚的調整の欠如により自発話にも錯語が生ずる，とした。純粋錯語（reine Paraphasie）では単語唖（Wortstummheit＝Broca失語）の回復期に語の了解が自発話よりも先に回復し，運動性錯語が出現する。Wernicke失語に該当する単語聾（Worttaubheit）では語を構成する機能に問題が生じる。Lecoursら[13]の記号素性錯語は実詞（記号素）に接尾語などが結合して派生したもので，実詞と実詞の合成によるものである[8]。

ジャルゴンに関して，Baillarger[14]は「言語器官の倒錯（perversion）」と呼び，「思考内容とは関連のない単語を発する」と記載した。1869年にBastianにより「意味を伴わない言語音の系列」と定義された[15]。Wernicke[16]は「第一・第二側頭回病変に伴いBroca野を調節するコントロールシステムの関与によって語性錯語が出現する」と論じた。左側頭葉病巣はBroca野への抑制を解放し，Broca野が抑制されずに自走する」というジャルゴン表出に関する最初の理論を述べた。Kussmaul[9]，Mirallié[17]，Niessl von Mayendorff[18]らにより「語性（語彙）および字性（音声）の誤りの結合」との仮説が述べられ，「その両者のうち一方のみであれば純粋な錯語形式が出現する」とされた[3, 19, 20]。

Ⅲ．古典論に対する批判，知性論の時代

古典論に対立する全体論では，心的機能は要素に分けて捉えることはできず，全体として機能する，と考えられた。したがって失語症も象徴化作用に関する障害として捉えられた。このような考え方から失語症における知性障害が検討され，知性論と呼ばれた。John Hughlings Jackson（1835-1911）は発話には2つの水準，すなわち感情（自動）言語と命題的（知的）言語の別があることを指摘した[21]。

失語症者では命題的言語が障害され，感情言語は障害されないことを示した。感情言語には再帰性発話，感嘆などの決まり文句が含まれる。その後，錯語やジャルゴンも上位水準の損傷に伴う下位水準の発現（陽性症状）の観点から論じられるようになった[1, 2, 4, 5]。

　Head[22]はsyntactical aphasiaという用語で，伝導失語，あるいは失文法，錯文法に相当する失語型を論じた。このタイプの患者はジャルゴンを話し，言語のリズムがおかされ，文法的な誤りがみられる。象徴の表現に際してバランスとリズムがおかされ，統辞法（syntax）の障害と考えられた。

　失語症言語症状の言語学的分析はPick[23, 24]に始まる。Pickは当時のゲシュタルト心理学の影響を受け，文の全体的意味の抽出が個々の語の選択に先行すると考えた。そして評価法として発話の言語学的分析と失文法の類型化がなされた。錯語について彼はKussmaulの注意機構障害説を発展させた。Pickは左側頭葉に抑制機構の存在を仮定した。このメカニズムの障害は感覚失語に出現し，発話の抑制的コントロールが弛緩した結果，語漏，反響言語および錯語が出現する。発話抑制の欠如によって目標語と音響的あるいは意味的に類似の語が表出される。したがって関連しているが誤った単語が検索され，表出抑制機能が障害されることにより語性錯語が生じるとされた。Pickの図式において字性錯語は音の順序的系列化の障害の結果と考えられ，このようなコントロールの障害では典型的に音の反復，反転，転置，先取りが生じる[8]。

　錯語と語想起障害との間の関連性については多くの研究者によって記載されているが，Lotmarの諸研究（1919-1935）では特にこの問題に焦点が当てられた[8]。彼は語想起課題中の錯語の頻度を記録した。目標語を喚起する途上で出現する錯語を「中途段階」の言語的反応と捉えた。

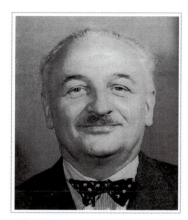

【図3】Théophile Alajouanine

　Goldstein[25]はゲシュタルト心理学の考え方を背景にして，抽象的態度の喪失が呼称や喚語困難に関係していると述べた．Goldsteinは錯語に関する2つの源泉があり，その一つは運動障害で，運動性錯語をもたらす．個々の音を正確に発音できず，保続，転置を示す．もう一つは内言の障害で，それにより同時性が失われ，単語は文字や音節に分解される．Goldsteinは語性錯語を「ある単語がもう一つの単語と置換する」と定義した．語性錯語も字性錯語も彼の主題である「抽象的態度の喪失」の観点から解釈した[8]．

　Wepmanら[26]はpragmatic aphasiaという名称で，シンボルの了解の障害の結果として新造語，無意味なことばが多く現れると述べた．その障害は音韻系列を了解可能な言語単位に作り上げることができないことによる．

　Alajouanine[27]（図3）はジャルゴンが3種のタイプ，すなわち未分化，失意味性，錯語性，に分けられることを指摘した．未分化ジャルゴンは言語常同症に近縁であるが，言語常同症がほとんど同一の音が表出されるのに対し，ジャルゴン失語では音が瞬間ごとに変化する．失意味性ジャ

> **KeyWord**
> **＊ Alajouanine**
> 未分化ジャルゴン，失意味性ジャルゴンおよび錯語性ジャルゴンという基本的な3分類を提唱し，またこの順序で経過すると述べ，その後のジャルゴン研究の基盤となった．

ルゴンでは発話が新造語からなり，文の形式がある程度保たれていて，現在の新造語ジャルゴンを指す。錯語性ジャルゴンは常に目標語が別の単語と置き換わる現象で，Wernicke失語にしばしば観察される。理解不能な文章が次々に生じる，との記載で現在の意味性ジャルゴンを指す。さらに，ジャルゴン失語は未分化ジャルゴンから失意味性ジャルゴン，さらには錯語性ジャルゴンへと経過することを指摘した。

新造語ジャルゴンないしAlajouanineの失意味性ジャルゴンを字性または音素性錯語の最重篤型とする論者は多い。一方で，古典論の時代から音素性と意味性両水準における同時的障害とする考え方も根強い。また，失名辞の代償として，新造語が埋められるという考え方もある[28]。

発達論的な考え方を展開した研究者としてJason Brown[29,30]を挙げることができる。症状の発生過程を微視発生（microgenesis），すなわち特定の認知や行動が成立するまでに未分化な段階から成熟した段階に短時間のうちに経過すると考えた[31]。失語症状も未分化な段階の言語行動であると解釈する。この立場から，発話前に躊躇する時間が新造語，音韻性錯語，語性錯語の順に短くなること，意味性錯語（＝不正確な選択）を示す失語症者が多くの場合失名辞（不完全な選択）に回復することを指摘した。

また，ジャルゴン失語における病態失認（ジャルゴンの否認）については，Weinsteinらは「人は発話については強く意識しているが，理解については意識しない。失名辞の段階では語想起に多大な努力，すなわち意識性を要するが，その失名辞を新造語で埋めることには意識性を要しない。病態の不認知を精神力動の観点よりも認知構造の段階の観点からの方が理解しやすい」と述べた[32]。

Ⅳ. 新古典論，心理言語学，認知神経心理学と現代の錯語論

　　Geschwind, Benson, Goodglassを中心とするボストン学派は古典論の再評価を行った。失語症状の臨床的評価法に関する彼らの貢献として流暢‒非流暢の2分法の確立が挙げられる[33]。自発話の流暢性の評価項目を定め，左半球病変の前後との対応を明らかにした。彼らは言語症状に関し局所病変と対応づけて検討し，それらの症状の組み合わせによる失語症候群の診断基準を作成した[34]。意味性・音韻性錯語，遅延，迂言などの発話の誤りの評価では発話の誤りから障害の部位・性質を明らかにする。また，新造語と字性錯語を区別する基準として正しく再現された音素の比率が50％を超えるか否かを用いた[35]。

　　Jakobsonら[36]は自らの言語理論に立脚し，あらゆるレベルの言語活動を選択（selection）と結合（combination）の両要因から説明した。選択の障害の結果，文章形成，日常会話，文法的な構成，リズムなどは保たれ，主に語句の自発的選択を要する活動，すなわち喚語，命名，範疇的分類の操作などができなくなる。そして錯語，さらにはジャルゴンになることもある。

　　字性錯語と語性錯語に対する音素性錯語と意味性錯語という用語はAlajouanineら[37]に由来する。その後Broca失語と伝導失語およびWernicke失語における音韻性錯語の相違について多くの研究がなされてきた。音の歪みすなわち音声レベルの誤りと音韻レベルの変化とを比較する研究では，研究によって失語型による相違が明確には示されていない。音韻性錯語は伝導失語とWernicke失語に多いが，Broca失語にもみられる[38]。

　　また，新造語ジャルゴンに3型のサブタイプが記載され

た[39]。失統語性ジャルゴンでは錯文法が優勢であるが，語性錯語，音韻性錯語，新造語もみられる。形態素性ジャルゴンでは新造語が豊富に出現し，その新造語は形態素性錯語タイプである[40]。さらに舌がたりジャルゴン[40]との記載がある。舌がたりとは宗教的な神がかりによって神の言葉を自分の口でいう現象を指すが，その舌がたりの中で新造語が出現する。高齢者，両側病巣，発話は流暢で音韻として適切で，特定の音を発話することが多く，完全に無意味である。

認知神経心理学的アプローチでは健常者を対象として発展してきた精密な認知機能のモデルを高次神経機能の障害の分析に取り入れた。人間の情報処理過程は語彙や文字の貯蔵庫である辞書と意味知識からなるシステムであると仮定され，個々の構成要素が障害される組み合せは多様であるので，少数の症候群に分類することよりも個々の症例について詳細な分析を行うべきであるとする。この立場から意味性錯語のみの場合は，意味システムの障害を反映していると考える。音韻性錯語は発話表出辞書および，あるいは音韻出力バッファーのレベルの障害である。複合的誤りは意味システムから発話表出辞書へのアクセスの障害の表れであると考えられる。このように音韻性錯語は音韻機能の障害の表れであり，意味性錯語は意味機能の障害を反映する，という対応関係が定式化され，文字の読み書きにおける錯読・錯書を含むさまざまな症状が理論的に明確な形で同定された。

意味的関連がなく，無関連な語性錯語（irrelevant verbal paraphasia）に関する新しい記述として形式性錯語（formal paraphasia）の記載がある。形式性錯語は目標語の音韻形式と似た，当該国語に存在する実在語への誤りである。目標語との意味的関連性がない。Blanken[41]が最初

に記載し，Nickels [42] は音韻的に関連した実在語エラー（phonologically related real word error）と呼んだ。形式性錯語は語彙レベルと音韻レベルが相互に関連することが示唆される。従来の考え方では語彙が選択された後に音韻的符号化がなされることになっていた。一方相互活性仮説では意味と音韻の間の相互作用によって意味と音韻の双方に類似する語の出現を説明できる。

意味性錯語にも連合性誤謬（犬→散歩），範疇性エラー（同カテゴリー・上位概念・下位概念）の別が記載され，失語では後者が多い。意味野とは目標語を中心とした関連語彙のネットワークをいう。同一カテゴリー語が中心に近い位置に移動する。この意味野と呼称障害との間に相関がある。前方病変の失語症では意味性錯語よりも無関連錯語の方が多い。一方，後方病変の失語症では意味性錯語の方が無関連錯語よりも多い。前方病変の失語症例では語彙を選択し，その後意味システムの検索を行い，後方病変の失語症例では語彙を選択後にさらに詳細な意味的検索が行われると考えられる。

単語の知識を貯蔵している辞書を活性化して以降は構音運動につなぐ過程とされるが，その段階の障害で音韻性錯語が出現する。この発話表出過程について，意味システムから発話出力辞書（speech output lexicon）への接近の段階では語選択の障害が出現する。発話出力辞書の段階では語形への接近（access spoken word-forms）の障害で，近い音への誤りが出現する。音素レベル（phoneme level）では音素系列の保持に困難が生じ転置による誤りが出現する。話し言葉（speech wave）の段階では，構音器官の運動への変換の問題が出現し，発語失行ないしアナルトリーと呼ばれる[43]。認知神経心理学的分析は成果を上げているが，単語レベルでの分析が主体で，ジャルゴンについての分析は今

後に残されている。

V．わが国における錯語とジャルゴンの研究史

　1901年に三浦は失語症2例を報告した[44]。その第1例はことばの想起が著しく悪く，また言い誤り，言語の模倣が不能などの症状がみられ，伝路性失語症あるいは錯語症と思われた。これ以前の報告例はすべて運動失語で，本症例はわが国で初めての伝導失語報告例である。その後，峰[45]が感覚失語から健忘失語に移行した症例を報告しているが錯語などについては言及していない。感覚失語の症例報告はその後もみられるが，1926年に三宅が感覚失語例の言語症状を詳細に記載し，錯語およびジャルゴンを呈した感覚失語例を報告した[46]。自発話について，「自分にはよくわかっているようにみえて，他人には少しもその意味がわからない」と記載した。言語症状の経過から復唱，保続，言語理解の順に回復し，錯語が長く残ると述べている。同年三宅は別の健忘失語症例を報告し，錯語，保続，失立体覚の症状を記載した[47]。1949年に坂本は戦傷による失語症例の錯語を音声学的に検討し，多様な音韻変化を確認した[48]。1959年に岡田は感覚失語症例を対象として，①2つの課題を交互に与える，②Sodium Amytalを注射する，の両実験を行った。その結果，言語反応は不安定で，抑制の解除によって錯語，保続，ジャルゴンが発現することを見出した[49]。1960年には大橋（図4）の「失語・失行・失認」が出版され，1968年に失語症に関する研究会，韮山カンファレンス（その後，日本失語症研究会，日本失語症学会，日本高次脳機能障害学会へと発展），さらに1978年に神経心理学懇話会（その後，日本神経心理学会）が発足し，失語症状に関する本格的研究が広まっていった。1960年代

KeyWord
＊大橋博司
わが国で初めて失語症に関する体系的な紹介を行い，さらに失語症の発話の誤りを分類し，わが国の失語症研究の基盤を形成した。

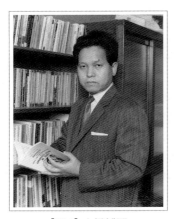

【図4】大橋博司
（京都大学大学院医学研究科脳病態生理学講座ご提供）

以降笹沼を初めとして米国の言語病理学が系統的に紹介され，いくつかの日本語への適用が結実した．その流れの中で，1983年に物井ら[50]は伝導失語とBroca失語における音韻性錯語の分布を比較するために音韻性錯語について置換，脱落，付加，転置およびそれらの複合的変化に分類し，以後この分類法がわが国で定着した．1984年に日本失語症研究会で錯語に関するシンポジウムが行われ，濱中が「錯語の神経＝心理＝言語学序説」[3]を始めとして，歴史を踏まえた症候学の展望がなされた．1984年，1985年には大東，濱中，波多野による38例の失語症における錯語，語新作，その他の発話の誤りに関する組織的検討が報告され[51,52]，翌1985年にHeadによるBroca失語論の紹介とともに，詳細な報告が出版された[53]．波多野は1984年に語新作ジャルゴンと非流暢性のジャルゴン失語[54]，1986年に意味性・音韻性変複パターンについて報告し[55,56]，1991年に『重症失語の症状学―ジャルゴンとその周辺』[57]にまとめ，出版した．その中で語新作が少しずつ語音上の

形式を変えながら反復出現する形式を押韻常同パターンというが，波多野は反復し，更に変化する現象を変復パターンと呼び，音韻面に現れる音韻性変復パターンが語新作ジャルゴンにみられ，意味性ジャルゴンにおいては意味性の変復パターンを示すと指摘した。波多野はほかに錯文法性錯語の記載がある。東谷ら[58]は記号素性錯語の症例報告を行った。続いて水田ら[59]の記号素性錯語を示す3例の検討が続いた。松田ら[60]は「日本語文字で表記が困難なような不明瞭な音韻で構成される発話」を「表記不能型ジャルゴン」と名付けた。一方，「音節や音韻が明瞭であるが，語の分離が不能」な発話を「音節性ジャルゴン」と分類した。

結語

錯語とジャルゴンは失語の古典論の成立とともに失語症の言語症状として認識され，発話の制御機能の障害と捉えられてきた。全体論の時代には発話に至る未分化な段階での表出とされるとともに症状の分析が進んだ。20世紀の後半，新古典論の成立以降，言語学および心理学の進んだ分析方法を取り入れ症状の詳細な分析が進んでいる。わが国においても1980年代から多くの新しい成果が報告されている。このような隆盛な研究の背景に先人による数々の研究が基盤にあることが再確認された。

謝辞：本稿の作成に当たり本書編集の松田実先生にさまざまなご教示をいただきました。記して深甚の謝意を表します。

文 献

1) 濱中俊彦：失語の神経心理学史，理論と分類．失語症の基礎と臨床（相澤豊三，監修，長谷川恒雄，編）．金剛出版，東京，pp.173-

199, 1980.
2) Benton AL : Aphasia : Historical Perspectives, In : Acquired Aphasia (ed Sarno MT). Academic Press, New York, pp.1-25, 1981.
3) 濱中淑彦：錯語の神経＝心理＝言語学序説．失語症研究, 4：530-536, 1984.
4) 波多野和夫：失語症をめぐる歴史．言語聴覚士のための失語症学（波多野和夫，中村　光，道関京子，ほか）．医歯薬出版，東京，pp.2-29, 2002.
5) Hécaen H, Lanteri-Laura G : Evolution des connaissances et des doctrines sur les doctrines sur les localisations cerebrales. Desclee de Brouwer, Paris, 1977（濱中淑彦，大東祥孝，訳：大脳局在論の成立と展開．医学書院，東京, 1983）.
6) 濱中俊彦：C. ウェルニッケ著「失語症候群―解剖学的基礎に経つ心理学的研究」について．神経心理学の源流　失語編上（秋元波留夫，大橋博司，杉下守弘，ほか，編）．創造出版，東京，pp125-134, 1982.
7) 倉知正佳：ウェルニッケ失語について．神経心理学の源流 失語編上（秋元波留夫，大橋博司，杉下守弘，ほか，編）．創造出版，東京, pp.137-163, 1982.
8) Eggert GH : Wernicke's works on Aphasia : A sourcebook and Review-Early Sources in Aphasia and Related Disorders : A sourcebook and Review. vol.1, Mouton, The Hague, 1977.
9) Kussmaul A : Die Störungen der Sprache Versuch einer Pathologie der Sprache. Vogel, Leipzig, 1877（大橋，1976による）.
10) Liepmann H : Motorische Aphasie und Apraxie. Mschr psychiat Neurol, 34：485-494, 1913.（Eggert, 1977による）.
11) Kleist K : LeitungsaphasieMonatschr. F Psych U Neurol, 28：1907（Eggert, 1977による）.
12) Kleist K : Gehirnpathologie. Leibzig, Barth, 1934（Eggert, 1977による）.
13) Lecours AR, Lhermitte F : Phonemic paraphasiqs : Linguistic structures and tentative hypotheses. Cortex, 5：193-228, 1969.
14) Baillarger JGF : Recherches sur les Maladies Mentales. Masson, Paris, 1890（Ryalls, Valdois & Lecours, 1988による）.
15) Bastian HC : On the various forms of loss of speech in cerebral

disease. Brit Foreign Med Chir Rev, 43 : 209-236, 470-492, 1869 (Eggert, 1977による).
16) Wernicke C : Der aphasische Symptomcomplex : Eine psychologische studie auf anatomischer basis. Cohn & Weigert, Breslau, 1874.
17) Mirallié C : De l'aphasie sensorielle. Steinheil, Paris, 1896 (Eggert, 1977による).
18) Niessl von Mayendorff E : Vom Lokalisationsproblem der artikulierten Sprache. Bath, Leipzig, 1930 (大橋, 1976による).
19) 大橋博司：臨床脳病理学. 医学書院, 東京, 1965.
20) 大橋博司：失語症 (第5版). 中外医学, 東京, pp.1-12, 1976.
21) Jackson JH : Selected writings of John Hughlings Jackson. vol.2, Hodder & Stoughton, London, 1932.
22) Head H : Aphasia and Kindred Disorders of Speech. Cambridge University Press, Cambridge, 1926.
23) Pick A : Die agrammatischen Sprachstörungen. Studien zur psychologischen Grundlegung der Aphasielehre. Monographien aus dem Gesamtgebiete der Neurologie und Psychiatrie. Springer, Berlin, 1913.
24) Pick A : Aphasie. In : Handbuch der normalen und pathologischen Physiologie (eds Bethe A, von Bergmann G). vol.15, Springer, Berlin, pp.1416-1524, 1931 (tras Brown JW : Aphasia by Arnold Pick. Charles C Thomas, Springfield IL, 1973).
25) Goldstein K : Language and language disturbances. Grune and Stratton, New York, 1948.
26) Wepman JM, Jones LV : Studies in Aphasia : An Approach to Testing. Education-Industry Service, Chicago, 1961.
27) Alajouanine T : Verbal Realization in Aphasia. Brain, 79 : 1-28, 1956.
28) Buckingham HW : A critique of A.R.Luria's neurodynamic explanation of paraphasia. Brain Lang, 4 : 580-587, 1977.
29) Brown JW (ed) : Jargon aphasia. Academic Press, New York, 1981.
30) Brown JW : Aphasia, apraxia and Agnosia. Charles C Thomas, Springfield, 1972.

31) Werner H : Microgenesis and aphasia. J Abnorm Soc Psychol, 52 : 347-353, 1956.
32) Weinstein EA, Kahn RL : Denial of Illness. Charles C Thomas, Springfield IL, 1955.
33) Benson DF : Fluency in aphasia : Correlation with radioactive scan localization. Cortex, 3 : 373-394, 1967.
34) Benson DF : Aphasia, alexia and agraphia. Churchill Livingstone, New York, 1979.
35) Goodglass H, Kaplan E : The Assessment of Aphasia and Related Disorders. Lea and Febiger, Philadelphia, 1972.
36) Jakobson R, Halle M : Fundamentals of language. Mouton, 'S-Gravenhage, 1956（大橋, 1976による）.
37) Alajouanine T, Lhermitte F, Ledoux A, et al. : Les composantes phonémiques et sémantiques de la jargonaphasie. Rev Neurol (Paris), 110 : 5-20, 1964（大橋, 1970による）.
38) Blumstein S : A Phonological Investigation of Aphasic Speech. Mouton, The Hague, 1973.
39) Ryalls J, Valdois S, Lecours AR : Paraphasia and jargon. In : Handbook of Neuropsychology (eds Boller F, Grafman J). vol.1, Elsevier, Amsterdam, pp.367-376, 1988.
40) Lecours AR, Osborn E, Travis L, et al. : Jargons. In : Jargonaphasia (ed Brown JW). Academic Press, New York, pp.9-38, 1981.
41) Blanken G : Formal Paraphasias : A single case study. Brain Lang, 38 : 534-554, 1990.
42) Nickels L : Spoken word Production and its Breakdown in Aphasia. Psychology Press, Hove, p.16, 1997.
43) Ellis AW, Young AW : Human Cognitive Neuropsychology. Lawrence Erlbaum Associates, Hore, 1988.
44) 三浦謹之助：失語症の二例. 医事新聞, 584 : 249-256, 1901.
45) 峰　秀世：失語症ニ就キテ. 神経学雑誌, Ⅰ : 211-321, 1902（Japan Speech Abstructs刊行会, 1972による）.
46) 三宅鑛一：健忘性失語症（動脈硬化性癡呆—脳竈症状—軽症半身不全麻痺—言語倒錯症—観念粘着症—膠質腫）. 神経学雑誌, 26 : 381-391, 1926（Japan Speech Abstracts刊行委員会, 1972による）.

47) 三宅鑛一：感覺性失語症に屬する諸症状，健忘性失語症，保續症，豫後，病竈，反應語試験．神経学雑誌，27：166-188，1926（Japan Speech Abstracts 刊行委員会，1972による）．
48) 坂本三郎：失語症に於ける音聲學的崩壊．博愛医学，2：315-331，1949（Japan Speech Abstracts 刊行委員会，1972による）．
49) 岡田幸夫：感覚失語における動的過程．精神神経学雑誌，61：104-121，1959．
50) Monoi H, Fukusako Y, Itoh M, et al. : Speech sound errors in patients with conduction and Broca's aphasia. Brain Lang, 20 : 175-194, 1983.
51) 大東祥孝，濱中淑彦，波多野和夫：錯語の臨床解剖学．失語症研究，4：555-561，1984．
52) 大東祥孝，濱中淑彦，波多野和夫：錯語の神経心理学的検討—続報—．失語症研究，5：771-779，1985．
53) 大橋博司，濱中淑彦：Broca中枢の謎—言語機能局在をめぐる失語研究の軌跡．金剛出版，東京，1985．
54) 波多野和夫，濱中淑彦，大東祥孝，ほか：ジャルゴン失語について—語新作ジャルゴン失語の5例—．精神医学，26：701-710，1984．
55) 波多野和夫，松田芳恵，名村裕弘：全失語からジャルゴン失語へ経過した1例．神経心理学，2：164-173，1986．
56) 波多野和夫，松田芳恵，豊島正憲，ほか：ジャルゴン失語症候論補遺—「意味性変複パターン」と「音韻性変複パターン」．失語症研究，6：1152-1158，1986．
57) 波多野和夫：重症失語の症状学—ジャルゴンとその周辺．金芳堂，京都，1991．
58) 東谷則寛，向井泰二郎：著明な記号素性錯語を呈した1例．神経心理学，3：227-233，1987．
59) 水田秀子，田中春美，松田　実，ほか：記号素性錯語を呈した被殻出血後の失語症の3例．失語症研究，14：204-212，1994．
60) 松田　実，鈴木則夫，生天目英比古，ほか：「未分化ジャルゴン」の再検討：症例報告と新しいジャルゴン分類の提唱．失語症研究，17（4）：269-277，1997．

第Ⅰ章 錯語・ジャルゴンとは？

錯語の分類と神経基盤

北海道大学大学院保健科学研究院　大槻　美佳

> **臨床に役立つ　ワンポイント・アドバイス**
> One-point Advice
>
> 　錯語をみる視点には3つの軸がある。1つめは，「語」の誤りと，「語音」（音韻）の誤りの有無という軸である。この軸では，「語」と「語音」は，処理レベルが異なるので，その誤りパターンとしては，①「語のみ」，②「語音のみ」，③「語＋語音」の3通りがありえる。2つめは，出てきた語が「実在語」か，「非実在語」かという軸である。これは，ⓐ実在語のみ，ⓑ非実在語のみ，ⓒ実在語と非実在語の混在がありえる。ただし，ⓒの場合，大多数が非実在語であっても，例えば機械的な語音の組み合わせ：「たあ」「たい」「たう」「たえ」「たお」などでも，「たい」のように偶発的に実在語になる場合はある。このような場合，すなわち，その出現率からチャンスレベルと推測される場合は，ⓑと考える。3つめは，目標語との間の"音韻類似性"の有無という軸である。これらを判定することで，その錯語が言語処理過程のどこの問題で生じているのか，また，語と語音（音韻）がどのように関わっているのかを推測することができる。
> 　また，音韻性錯語と新造語の区別は操作的定義によるものであり，両者の間に連続性がある場合があり，さらに，音韻性錯語・新造語，ジャルゴンの間にも，判定が難しい場合があることより，錯語の判定には，多くの発話サンプルを総合的にみる視点が必要である。

Ⅰ．錯語の意義

　錯語とは，目標とした語と異なる語，あるいは語音として表出された誤りを指す。このような誤りは「言い間違え」

として，健常人でも出現することがあるが，脳損傷によって出現する錯語には，いくつかの特異な誤り方がある。「どのように誤るか」は，言語のメカニズムを考える上で，多くの情報を提供する。例えば，語音が置き換わるような錯語が出現しうることは，脳内の言語処理過程において，目標語をいおうとする際に，音を選択し，組み合わせる処理過程があることを示唆する。そして，この過程に問題があると推測されれば，この機能を高めるリハビリテーションが有効かもしれないと考えることができる。また，どのような錯語が，どのような病巣で出現するかが明らかになれば，錯語の内容から，機能低下部位を知ることができるかもしれない。機能低下部位を知るには，画像をみればわかると思われがちであるが，画像で可視化しにくい病巣や変性疾患などがあり，画像診断法が普及した今日においても，症候−神経基盤を結ぶ症候学的なアプローチは臨床に有用な情報を提供する。

II．錯語を分類する視点と定義

　錯語は多様であり，これまでさまざまな分類が試みられてきた[1]。以下に，臨床場面で中核となる錯語をみる視点を整理する。

❶ 中核となる2種類の逸脱（deviation）の様式：音韻性錯語と語性錯語

　図1に口頭言語（＝音声聴覚言語）の表出処理過程と具体的機能，その機能が損なわれた場合出現しうる主症状と病巣の概略を示した。言語を表出するには，意味処理／語の処理過程（図1A）で，まず表出を意図した語を取り出す作業がなされる。語は，意味野（意味のネットワーク）と

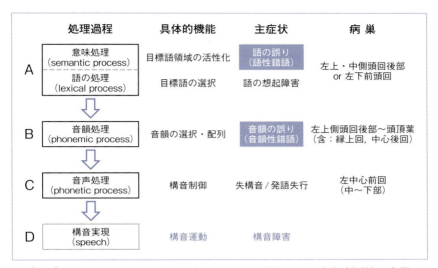

【図1】口頭言語（＝音声聴覚言語）の表出処理過程とその障害（症状）・病巣

密接に結びついているので，意味処理と語の処理は一体として表現されている。このレベルで問題が生じると，語の誤り，すなわち語性錯語や語の想起障害が出現する。そして，引き出された語は次に，音韻処理過程（図1B）で，音韻の選択・配列がなされる。ここで問題が生じると，音韻の誤り，すなわち音韻性錯語が生じる。その後は，実際の語音としての表出を実現するための音声処理（構音制御）（図1C），そして構音実現（構音運動）（図1D）へと繋がり，正しい語が表出される。そこで，錯語について考える場合に，大きな柱となるのは，意味処理/語の処理（図1A）の障害による語の誤り（語性錯語）と，音韻処理（図1B）の障害による音韻の誤り（音韻性錯語）である。

　失語による錯語は，大きく，音韻性の逸脱（phonemic deviation），語性の逸脱（verbal deviation），そして，両者が混在したと推定される複合性の逸脱（compounded

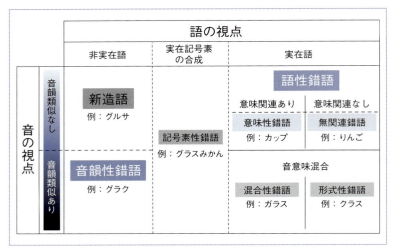

【図2】主な錯語の概要
例は「グラス」を目標語にした場合の誤り方のサンプル

deviation）に分類されてきた[2]。そこで，錯語を，音韻性錯語（phonemic paraphasia）と語性錯語（verbal paraphasia）という2つの視点から整理してゆく。主な錯語の概要と相互の関係を図2に示した。図2の例には，本邦でガラス製の飲用容器を指す「グラス」を目標語にした場合の誤りサンプルを示した。

1）音韻性錯語の定義と症候

目標語の語音に誤りが生じる錯語は音韻性錯語と称されている。例えば，「グラス」を「グラク」というような誤り方である。ただし，この例のように，ある語音が他の語音に入れ替わる（置換：substitution）のみでなく，同じ単語の中の，他の語音と相互に入れ替わる場合（転置：displacement）（「グラス」が「グスラ」になる），語音が落ちてしまう場合（脱落：deletion）（「グラス」が「グス」に

> **KeyWord**
> ＊音韻性錯語
> 目標語の語音に誤りが生じた結果，目標語は推定できるが，それ自体は非実在語となる錯語。

なる），語音が余計についてしまう場合（付加：addition）（「グラス」が「グラスク」になる）などもある。いずれにしても，語音が入れ替わったり，脱落，付加されてしまうので，表出された語は，非実在語となることが一般的である。また，音韻性錯語は，目標語と語音が一部変わってしまっているが，それでも，"目標語が推定できるもの"とされている。目標語が推定できる，すなわち「音の類似性がある」ことの具体的な操作的定義としては，「音韻的に50％以上の類似性がある場合」とされている[3]。

2）新造語の定義と症候

目標語と音韻の類似性がない非実在語（50％未満の一致率である場合）は，新造語（neologisms）と称される（ただし，研究者によっては，音韻の誤りによる非実在語を全て新造語と称する場合もあるので留意が必要である）。定義の上からは，音韻性錯語と新造語は，音韻の類似性が操作的に50％という基準で，二分できるようになっている。したがって，「れいぞうこ」という目標語に対し，「えいぞんこ」とする誤りは音韻性錯語で，「えいぞんと」とする誤りは新造語と分類されることになる。しかし，「えいぞんこ」と「えいぞんと」の間には，連続性がある可能性も否定はできない。すなわち，音韻性錯語と新造語の間の区別は，音韻の類似性が50％という単なる便宜上の操作的定義によるものであり，研究者によっては厳密ではない[4]。したがって，両者の間には，連続性が存在する場合（可能性）があることを常に留意すべきである。

新造語と失語型との関係については，新造語は，Wernicke失語に多いが，病初期あるいは重度の伝導失語でもみられる[2]。これは前述したように，音韻性錯語と新造語の連続性を考えると容易に理解できる。

> **KeyWord**
> **＊新造語**
> 目標語と音韻の類似性がない非実在語（50％未満の一致率である場合）となる錯語。

3）語性錯語の定義と症候

目標語自体が，他の語に置き換わってしまうような錯語は語性錯語と称され，「グラス」を「カップ」や「りんご」といってしまうような誤り方をする。この語性錯語はさらに，目標語と意味の類似性があるかないかで二分される。意味の類似性があるものは意味性錯語（semantic paraphasia），意味の類似性がないものは無関連錯語と称される。図2に示した例では，「グラス」という目標語に対して，「カップ」というような誤りは意味性錯語，「りんご」というような誤りは無関連錯語と分類される。

音韻性錯語と語性錯語の出現には，音韻性錯語のみ出現して語性錯語は出現しない場合もあれば，逆に，語性錯語のみ出現して音韻性錯語は出現しない場合もあり，二重乖離が成り立っている。したがって，両者は互いに独立した，異なった障害メカニズムから出現していることが示唆される。言語表出処理過程からみると，意味処理／語の処理の障害に由来する症状なのか，音韻処理の障害に由来するのかという相違がある（図1）。この二大錯語が，まずは錯語の中核となるので，紫色の背景に白抜き文字で示した（図2）。

❷ 音意味混合：語音の類似性がある実在語

音韻性錯語では，ほとんどの場合，結果として表出されるのは非実在語となる。稀に，偶然，実在語に帰着する場合もあるが，それはチャンスレベルであることが一般的である[5]。しかし，チャンスレベルよりも多くの実在語が産出される場合がある。すなわち，目標語と音の類似性がある上に，その結果出てきた語が実在語である場合である。これは音意味混合（phonosemantic blends）[6]と総称されている。

◆KeyWord
＊語性錯語
目標語が，他の語に置き換わってしまう錯語。目標語と意味の類似性がある意味性錯語と意味の類似性がない無関連錯語がある。

1）形式性錯語の定義と症候

音意味混合の中で，例えば，「グラス」が「クラス」となるような誤り，すなわち，音韻の類似性がある実在語ではあるが，意味の類似性はないものは，形式性錯語（formal paraphasia）[2,7]と称されている。

> **KeyWord**
> *形式性錯語
> 目標語と音韻の類似性がある実在語で，意味の類似性はない錯語。

2）混合性錯語の定義と症候

一方，音韻の類似性があるだけでなく，意味の類似性をも兼ね備えた場合がある。例えば，「グラス」という目標語に対して，「ガラス」というような誤りである。このような場合は特に，混合性錯語（mixed paraphasia）と称されている。

形式性錯語も，混合性錯語も，いずれも語音の視点からみれば，音韻性錯語に類似し，語の視点からみれば語性錯語の範疇にも入る。

> **KeyWord**
> *混合性錯語
> 目標語と音韻の類似性があるだけでなく，意味の類似性をも兼ね備えた錯語。

③ 記号素の組み合わせでできる錯語：記号素性錯語

記号素とは単語を形成する実詞や接頭・接尾語や語幹などを指す。これらが2つ以上，組み合わさって生じる錯語があり，記号素性錯語（paraphasie monemique [8] / monemic paraphasia）と呼ばれている。図2の例でいえば，「グラスみかん」のような語である。このような語は，そのままでは語として実在はしない非実在語である上に，音韻の類似性もないので，定義の上では新造語とも呼べるが，実在の記号素が組み合わさっているという特徴があり，単なる新造語とは区別されている。

> **KeyWord**
> *記号素性錯語
> 記号素（単語を形成する実詞や接頭・接尾語や語幹）が2つ以上，組み合わさって生じる錯語。

Ⅲ．主な錯語の出現機序と神経基盤

主な錯語について，現時点で明らかになっている出現機序の概略に触れながら，神経基盤を整理する。なお，出現

機序の詳細は第Ⅱ章の各論を参照されたい。神経基盤については，図3にまとめた。

❶ 音韻性錯語の出現機序と神経基盤

音韻性錯語の機序を考える上で，"語音の誤り"の問題は，主に「どこに」間違いが起こるかという点と，「どんなふうに」間違いが起こるかという2点で検討されてきた。「どこに」間違いが生じるかという点に関しては，Broca失語などの前方領域損傷による失語症候群では，語頭音に誤り音が多く，伝導失語やWernicke失語などの後方領域損傷による失語症候群では語尾にも誤り音が多いとされている。一方，「どんなふうに」間違うかについては，弁別素性（distinctive feature）の分析※注1による検討では，Broca失語などの前方領域損傷による失語症候群では，誤りは母音より子音に多く，誤り内容としては置換が多い[9]のに対し，

※注1：弁別素性の分析
例えば，ゆき(yuki)と，くき(kuki)を区別しているのは，[y]と[k]の音声特徴である。このように音韻の対立を成立させている音声的要素は弁別素性と呼ばれている。この弁別素性の特性を用いて，音韻性錯語において入れ替わった音が，弁別素性構成上におけるどの要素へ置き換わったのかを調べる方法が弁別素性の分析である。

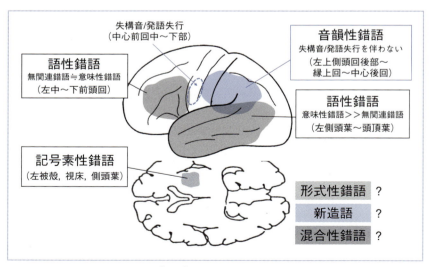

【図3】錯語の神経基盤

伝導失語やWernicke失語などの後方領域損傷による失語症候群では母音・子音いずれにも多彩な誤りが認められ，誤り内容としては転置と置換がほぼ同等という報告が多いとされている[9〜12]※注2．呼称と復唱で，全く同じ単語を用い，順序効果も統制した比較検討では，左中心前回に病巣が限局している群では，呼称と復唱で音韻性錯語の出現率に有意差はなく，左側頭葉後部〜頭頂葉に病巣がある群では，復唱より呼称で優位に多かったと報告されている[19〜21]．これらの結果より，臨床的に音韻性錯語と解釈される現象は，病巣（あるいはそれに基づく失語タイプの相違）によって，その出現機序が異なることが示唆される．すなわち，音韻性錯語には，①失構音/発語失行に伴う音韻の誤り，②失構音/発語失行に伴わない音韻の誤り（＝失構音/発語失行を認めない場合の音韻の誤り），そして，③病巣として①と②が合併している場合の3通りが考えられ，①と②はその出現機序，病巣も異なるので，区別すべきである．このことは，Benson[22]も既に以下のように指摘している．「音韻の置換は非流暢性失語にも生じるが，構音のうまくいかない発話が基盤にある場合に限られる．非流暢性失語の錯語は流暢性失語の錯語とは対照的に，構音の問題に似ている（そして，事実，構音の問題であることが多い）」．すなわち，失構音/発語失行に伴う音韻性錯語は，失構音/発語失行によって，語音が歪んだ結果として，目標の音韻よりも，別の音韻のほうへシフトしてしまい，聞き手にとっては，その別の音韻に聞こえ，音韻性錯語として認識されるものである．一方，失構音/発語失行に伴わない音韻性錯語は，音韻の選択・配列自体の問題であるといえる．ただし，音韻の選択・配列がどのようなメカニズムで生じるのかは十分明らかではない．

音韻性錯語の神経基盤として，失構音/発語失行に伴わ

※注2：失語症タイプと音韻性錯語の関係に関して
　失語症のタイプと音韻性錯語の内容の間には有意な相関はないとする報告もあり[13〜17]，全ての見解が一致しているわけではない．見解の不一致の原因として，弁別素性の分析方法について，素性間の価値が等価であるという前提に対する問題点[18]，弁別素性の分析に用いた発話サンプルのモダリティの不一致（すなわち，自由な会話，呼称課題，復唱課題などのうち，どのモダリティを用いたか）[19]などが指摘されている．

ない音韻性錯語では，左縁上回を中心に，上側頭回から中心後回までの領域（and/orその皮質下）の領域であることが指摘されている[23]（図3）。一方，失構音/発語失行に伴う音韻性錯語の責任病巣は，失構音/発語失行の責任病巣，すなわち左中心前回（中～下部）である[24～27]。（図3）。病巣部位に，前者の部位も後者の部位も含まれる場合には，前記③のパタンとなり，両者の要素が混在する。

❷ 新造語の出現機序と神経基盤

新造語がどのような障害機序で出現しているかについては，十分明らかではないが，少なくとも，ある群については，経過をみてゆくと，やがて音韻性錯語＋語性錯語へ収束してゆくことから，これらが重度に合併し，目標語がわからなくなっている状態と解釈されている[2]。したがって，その解剖学的基盤は，音韻性錯語や語性錯語の両者の神経基盤が関与することが推測される。しかし，単なる音韻性錯語や語性錯語でなく，新造語になるにはどのような条件がそろった場合なのかは十分明らかではない。

❸ 語性錯語の出現機序と神経基盤

語性錯語は語の誤りであるので，意味処理/語の処理の障害（図1）に由来して出現することが推測される。その神経基盤に関しては，語性錯語は後方領域の病巣で出現することが多く[28,29]，特に左上・中側頭回後部損傷で出現率が高いことが報告されている[30]。失語型という視点ではなく，前頭葉損傷と後方領域損傷（側頭葉後部～頭頂葉損傷）という視点からの検討では[19,21]，語性錯語は前頭葉損傷でも後方領域損傷でも出現すること，左前頭葉に病巣がある場合には，意味性錯語と無関連錯語の出現に有意差を認めないか，あるいは無関連錯語の出現のほうが優位であり，

一方，左頭頂-後頭葉などの後方領域に病巣がある場合には，意味性錯語のほうが優位であることが報告されている．前頭葉損傷患者と後方領域損傷患者で，意味性錯語と無関連錯語の出現傾向に差異があることは，呼称の際に，前頭葉と後方領域は異なった役割を担っていることを示唆している．すなわち，前頭葉が損傷されると，目標語に近い意味システムの賦活が適切になされないため，ランダムに語彙を引き出すしかない状況であり，全く関連がない単語も引き出されてしまうと考えられる．一方，後方領域損傷では，語を引き出す際に，目標語に近い意味システムは賦活されてはいるが，そこから正確に目標語を引き出せない状況であり，同一意味カテゴリー内でありながらも別の単語が表出されてしまうと考えられる[31]．また，語性錯語の出現は患者により異なり，松田ら[32]は，語性錯語をほとんど認めないWernicke失語や超皮質性感覚失語の病巣が側頭葉下部や前方部にも及んでいたことから，これらの領域が語の呼び出し過程に関与している可能性を報告している．これらより，語性錯語は意味処理／語の処理の問題に由来しているが，その出現には，語の呼び出し機構が保たれているなどの条件が必要であること，また，前頭葉病巣と後方領域病巣（側頭葉〜頭頂葉の病巣）ではその出現機序に相違があるといえる．

④ 形式性錯語，混合性錯語の出現機序と神経基盤

形式性錯語がどのような機序で出現するのか十分明らかにはなっていないが，少なくとも，音韻処理障害が基本にあることが指摘されている．例えば，音韻性の表出バッファ（phonological output buffer）の問題であるという仮説がある[33]．すなわち，目標語と類似した音韻パタンを持つ語は，他の語より活性化されるが，音韻情報が通常より早く崩

壊してしまうと、正しい目標語ではなく、目標語と音韻パタンが類似している別の語が表出されるのではないかという仮説である。また、水田[34]は、形式性錯語は、音韻辞書の活性の脆弱さに関連する可能性を指摘してる。このように、形式性錯語の出現機序に、何らかの音韻処理の問題が関与していることは、形式性錯語が、単独では出現しえず、必ず、音韻性錯語が出現する患者にみられることとも矛盾しない[2]。

混合性錯語も単独では出現せず、必ず音韻性錯語や語性錯語が出現する患者においてみられる。このことは、混合性錯語の出現には、音韻処理や意味処理/語の処理の障害があるという基盤のもとに、それらが干渉しあう条件がそろっていることが必要であると推測される。

形式性錯語、混合性錯語の神経基盤については、上述のように、単独で出現しえない、すなわち必ず、音韻性錯語や語性錯語を伴うことから、少なくとも音韻性錯語や語性錯語が出現しうる神経基盤があるといえる。しかし、そこに、どのような条件がそろうと形式性錯語や混合性錯語になるのかは明らかではない。

⑤ 記号素性錯語の出現機序と神経基盤

記号素性錯語の出現機序として、古くは、疾病否認や全般的な注意・意識障害など、局在徴候ではない原因が想定されてきたが、水田ら[35]は、左被殻出血による記号素性錯語を呈した3例の報告から、記号素性錯語の出現機序として、意味野周辺の賦活の抑制・統制の問題を推測している．すなわち、単語の語音と意味の要素は不可分な関連を示していて、その語音と意味の制御の破綻、微妙なバランスの障害で出現すると考えられている[35]。筆者ら[36]は、記号素性錯語を呈した2例で、単語理解障害が全くないに

も関わらず，記号素性錯語様の合成語の，語彙性判断（実在語か非実在語かの判断）が低下していたことを報告し，記号素性錯語の出現には，語形の照合障害が関係する可能性を推測している。また，高倉ら[37]は，記号素性錯語の機序として，音韻符号化過程[38,39]の「セグメント情報の活性化は良好」であるのに対し，「モーラ長情報が誤って活性化する」ため，その誤ったモーラ長に埋め合わせるように記号素が付加され，記号素性錯語が出現する可能性を論じている。記号素性錯語も，単独では出現せず，音韻性錯語や新造語あるいは語性錯語を必ず伴っていることからも，その出現機序には，複数のシステムの抑制・統合が入り組んでいる可能性が示唆される。

神経基盤としては，左皮質下（被殻や視床）や側頭葉その他さまざまな部位が報告されているが[2]，全般的な注意障害などを伴わない例では左被殻病巣が報告されている[35]（図3）。

IV. 錯語とジャルゴン

聞き手に意味が伝わらない表出は「ジャルゴン（jargon）」と総称されている。ジャルゴンの定義，分類の詳細については次節を参照されたいが，ここでは錯語との関係を整理しておく。錯語とジャルゴンの相違は，錯語が「語」のレベルに限定した誤りを指すのに対し，ジャルゴンは語のレベルにとどまらない誤りを指すことである。「語」に限定しない誤りとは，一般には文構造が推測できないような発語であり，その障害が文の構成にも影響している可能性を含む。障害が「語」にとどまっている場合には，新造語が頻出しても，例えば「XXで，○○○って，△△なんです」などのように，機能語や文構造が推測できる。しかし，図

1で示したように，音韻の誤りは，文処理，語の処理／意味処理よりも後か，あるいは特殊な場合には語の想起時に同期する過程※注3で出現する。すなわち，少なくとも，音韻の誤りは，語の想起，文の産生がなされた後，まさに表出されようとしている音韻全てに出現しうる可能性があるということである。例えば，(a)「今日は，よいお天気だったので，ドライブに出かけました」という文において，(b)「今日は，おいよてんきだったもで，ボライグに出かけました」（下線部が音の誤り）というように，語のレベルで音韻性錯語が混在する表現になることは多いが，しかし，音の誤りは，どの品詞，どの語音にも出現しえる上に，置換や転置のみでなく，脱落や付加もランダムに生じ，また言い直しなどもありえるので，場合によっては，(c)「今日が，おいよてんきがってに，の，で，ボライグね，に，ねけなした」というようになってしまうこともある。このような表出は，(a)の文の音の置換，脱落，付加，言い直しで生じうるものであるが，実際の臨床場面で，(c)の表出のみを聞いた場合，音韻性錯語，新造語という「語」のみの障害なのか，文構造にも及ぶ障害があるのかは判定が難しい。したがって，ジャルゴンと冠された発語でも，音韻性錯語，新造語との間に連続性がある可能性に留意する必要がある。音韻性錯語が前景にたつ失語型として伝導失語が知られているが，伝導失語が重度な場合や，発症初期に，音韻性錯語のみでなく，ジャルゴンがみられるという記載がある[2]が，これは(c)のような場合を指していると考えられる。

> ※注3：語の回収がある過程
> 音韻性錯語の出現は，一般的には，自発話，復唱，呼称の全てのモダリティで出現するとされているが，呼称のように語の想起過程を必要とする場合のみ音韻性錯語が出現する場合があり，音韻性失名詞と称されている。

文　献

1) 浜中淑彦：神経心理学の最近の動向—失語のCT所見，錯語と語新作，皮質下構造の神経心理学を中心に—．精神経誌，86：983-996，1984．
2) Ryalls J, Valdois S, Lecours AR : Paraphasia and Jargon. In : Handbook of Neuropsychology, vol.1（eds Boller F, Grafmans J）. Elsevier, Amsterdam, pp.367-376, 1988.
3) Nickels L : Words fail me : symptoms and causes of naming breakdown in aphasia. In : Handbook of Neuropsychology, 2nd Edition : Language and aphasia vol.3（eds Boller F, Grafmans J）. Elsevier, Amsterdam, pp.115-136, 2001.
4) Dell GS, Schwartz MF, Martin N, et al. : lexical access in aphasic and nonaphasic speakers. Psychol Rev, 104 : 801-838, 1997.
5) Nickels LA, Howard D : Phonological errors in aphasic naming : comprehension, monitoring and lexicality. Cortex, 31 : 209-237, 1995.
6) Goodglass H : Understanding aphasia. Academic Press, San Diego, 1993.
7) Blanken G : Formal paraphasias : A single case study. Brain Lang, 38 : 534-554, 1990.
8) Lecours AR, Lhermitte F : Recherches sur le langage des aphasiques : 4. Analyse d'un corpus de néologismes; notion de paraphasie monémique. Encephale, 61 : 295-315, 1972.
9) 物井寿子，福迫陽子，笹沼澄子：伝導失語とブローカ失語における音の誤りについて．音声言語医学，20（4）：299-312，1979．
10) Burns MS, Canter GJ : Phonemic behavior of aphasic patients with posterior cerebral lesions. Brain Lang, 4 : 492-507, 1977.
11) 杉下守弘，紺野加奈江，加部澄江，ほか：純粋語唖の二症例の音声学的分析．失語症研究，5：836-847，1985．
12) 鈴木重忠，能登谷晶子，倉知正佳："Phonemic paraphasia"について．失語症研究，4：542-547，1984．
13) Blumstein SE : A phonological investigation of aphasic speech. Mouton, The Hague, 1973.
14) Burns MS, Canter GJ : Phonemic behavior of aphasic patients

with posterior cerebral lesions. Brain Lang, 4：492-507, 1977.
15) Niemi J, Koivuselkä-Sallinen P, Hänninen R：Phoneme errors in Broca's aphasia：three Finnish cases. Brain Lang, 26：28-48, 1985.
16) 滝沢 透, 浅野紀美子, 森 宗勧, ほか：失語症患者における語音の誤りの特徴—ウェルニッケ失語, 伝導失語, ブローカ失語の比較検討—. 失語の経過と予後（祖父江逸郎, 福井圀彦, 山鳥 重, 編）. 医学教育出版社, 東京, 1987.
17) Trost JE, Canter GJ：Apraxia of speech in patients with Broca's aphasia：A study of phoneme production accuracy and error patterns. Barin Lnag, 1：63-79, 1974.
18) 城生佰太郎：失語症における言語学的側面（音韻論）. 失語症研究, 6：1117-1122, 1986.
19) 大槻美佳, 相馬芳明：局在性病変による錯語. 失語症研究, 19(3)：182-192, 1999.
20) 大槻美佳, 相馬芳明, 吉村菜穂子, ほか：伝導失語における音韻性錯語の出現—単語の呼称と復唱の比較—. 神経内科, 42(2)：143-148, 1995.
21) 大槻美佳：錯語の脳内メカニズム. 神経進歩, 47：725-733, 2003.
22) Benson DF：Aphasia, alexia, and agraphia. Churchill Livingston, New York, 1979.
23) 大槻美佳：言語機能の局在地図. 高次脳機能研究, 27：231-243, 2007.
24) Lecours AR, Lhermitte F：The "pure form" of the phonetic disintegration syndrome（pure anarthria）：anatomo-clinical report of a historical case. Brain Lang, 3：88-113, 1976.
25) 松田 実, 鈴木則夫, 長濱康弘, ほか：純粋語唖は中心前回症候群である：10例の神経放射線学的・症候学的分析. 神経心理学, 21：183-190, 2005.
26) 大槻美佳：Anarthrieの症候学. 神経心理学, 21：172-182, 2005.
27) Itabashi R, Nishio Y, Kataoka Y, et al.：Damage to the left precentral gyrus is associated with apraxia of speech in acute stroke. Stroke, 47：31-36, 2016.
28) Cappa S, Cavallotti G, Vignolo LA：Phonemic and lexical errors in fluent aphasia：correlation with lesion site. Neuropsychologia,

19：171-177, 1981.
29) 大東祥孝, 浜中淑彦, 波多野和夫：錯語の臨床解剖学. 失語症研究, 4 (1)：555-561, 1984.
30) 藤田郁代, 三宅孝子：語性錯語：脳における喚語のメカニズム. 失語症研究, 4 (1)：548-554, 1984.
31) 大槻美佳, 相馬芳明, 成冨博章：言語表出のダイナミズム. 神経心理学, 19：64-74, 2003.
32) 松田 実, 鈴木則夫, 水田秀子：失語症患者の言語表出過程における錯語の意味. 失語症研究, 19 (3)：170-181, 1999.
33) Best WM : When racquets are baskets but baskets are biscuits, where do the words come from? A single-case study of formal paraphasic errors in aphasia. Cognitive Neuropsychology, 13：443-480, 1996.
34) 水田秀子：多彩な錯語を呈した「失名詞」失語：形式性錯語を中心に. 高次脳機能研究, 26：8-15, 2006.
35) 水田秀子, 田中春美, 松田 実, ほか：記号素性錯語を呈した被殻出血後の失語症の3例. 失語症研究, 14：204-212, 1994.
36) 大槻美佳, 中川賀嗣, 相馬芳明, ほか：記号素性錯語を呈した2例の単語の認知. 神経心理学, 20：295, 2004.
37) 高倉祐樹, 大槻美佳, 中川賀嗣, ほか. 記号素性錯語の発現機序についての検討 ―誤反応の質とその変遷に着目して―. 高次脳機能研究, 35：24, 2015.
38) Levelt WJM, Roelofs A, Meyer AS : A theory of lexical access in speech production. Behav Brain Sci, 22：1-75, 1999.
39) 水田秀子：「音韻処理過程」再考. 神経心理学, 28：124-132, 2012.

第Ⅰ章　錯語・ジャルゴンとは？

ジャルゴンの分類

清山会医療福祉グループ顧問，いずみの杜診療所　松田　実

> **臨床に役立つ　ワンポイント・アドバイス**
> One-point Advice
>
> 　ジャルゴンとは聞き手が意味をとれない発話であり，通常は流暢で発話量も多い場合を指している。ジャルゴンの分類はAlajouanineの3類型が基本となっており，未分化ジャルゴン，意味性ジャルゴン，新造語ジャルゴンである。もっとも頻度が高いのは新造語ジャルゴンであり，正常の統辞構造を持つ文の中で名詞を中心とする内容語の多くが新造語に置き換わってしまう。Wernicke失語の重症型や初期像としてみられることが多い。意味性ジャルゴンも正常の文構造を持つが，内容語が新造語ではなく無関連語性錯語に置き換わるために意味が取れなくなる。Alajouanineの提唱した未分化ジャルゴンは「変化する間断なき語音の流れ」であり，統辞構造や文構造が認められない。本邦では書きとれない発話を未分化ジャルゴンとする定義もあり，混乱があるため未分化ジャルゴンを語音不明瞭な表記不能型ジャルゴンと，語音は明瞭だが文構造のない音節性ジャルゴンに分けて記載するのがよいと考える。

はじめに

　本邦におけるジャルゴンの第一人者は，その圧倒的な研究業績を紹介するまでもなく波多野和夫先生であり，本稿および次節の内容のかなりの部分は波多野先生の著書[1]を参考にさせていただいていることを最初に記しておきたい。また我が師ともいうべき山鳥重先生の著作[2,3]からも多くを引用させていただいた。これらの偉大な先生方の業

績を土台にして，その上に筆者なりの多少の知見を加えて本稿を書いている。ジャルゴンの病態機序に迫ることが大きな目的であるが，まずは混乱のあるジャルゴン分類について避けて通ることはできず，多くの頁を費やすことをお許しいただきたい。分類について語ることは，病態機序に迫る一方法でもあると考えるからである。なお，jargonは英語の発音を尊重すれば「ジャーゴン」と記載すべきかもしれないが，諸先輩方に倣って「ジャルゴン」とした。

I．ジャルゴンの概念

❶ ジャルゴンの概念

ジャルゴン（jargon）という語は「わけの分からない言葉」として日常用語としても用いられている。欧米の代表的教科書でも，ジャルゴンそのものの明確な定義はほとんどなく，『Jargonaphasia』[4]の編著者であるBrownがjargonの最初の定義としてBastian（1869）の「a series of speech without meaning」という言葉を引用しているくらいである[5]。

教科書ではjargon aphasia（あるいはjargonaphasiaと記載されている場合もある）の説明が，Wernicke失語や錯語の項で記載されていることが多い。すなわち，学術用語としてのjargonはあくまでも失語性の言語異常を指していることになる。Alajouanineはjargon aphasiaを「発話に意味を与える質の喪失」とし，定義は困難だが臨床的診断は簡単であり，「発話異常も構音異常もないが意味が欠落している」としている[6]。Lecoursもほぼ同様で，jargon aphasiaの発話は構音障害もなく流暢だが聞き手が意味をとれないと記載している[7]。

> **🔴KeyWord**
> **＊ジャルゴンとジャルゴン失語**
> ジャルゴンの定義は本論に記した通りであるが，ジャルゴン失語とは発話のほとんどがジャルゴンになるような失語を指している。すなわち失語型の一つという考え方になる。ただ，ジャルゴンを新造語ジャルゴンに限らない場合は，全体の失語病像はさまざまであり，一定のまとまりを持った失語型とするのは無理があるかもしれない。

❷ 本邦におけるジャルゴン概念の記載

波多野（1991）は欧米文献に倣ってジャルゴンを，あくまでも失語の言語症状であるとし，「発話量が豊富で，非常同的な理解不能な言語表出」と定義した[1]。山鳥（1994）は「聞き手が意味を了解できない発話の謂い」であるとし，失語性・非失語性の区別をせず「了解困難な流暢性発話」と定義した[3]。実際，山鳥の分類の中にはセンテンス性ジャルゴンなど非失語性要因による発話も含まれている。ただ両者ともに，発話量は保たれ比較的スラスラと喋るのに意味不明であること，発声や構音の異常のために了解困難になっているのではないことでは一致していると思われる。

ただし，波多野がいうように，実際の臨床ではこの概念規定は絶対的なものではなく，以下に述べるようにジャルゴンのタイプもさまざまであり，典型的な新造語ジャルゴンの場合を除いては，「発話量豊富」「流暢」「非常同的」「構音正常」といった各項目について，必ずしも厳密には該当しないような例外的な症例や発話が，ジャルゴンの範疇に含まれることもあり得ると考えられる。

Ⅱ. ジャルゴンの分類

❶ Alajouanineのジャルゴン分類

Alajouanineの提唱による3類型の考え方が現在もよく知られている。Alajouanineの3類型とは，原著では未分化ジャルゴン（undifferentiated jargon），失意味性ジャルゴン（asemantic jargon），錯語性ジャルゴン（paraphasic jargon）と記載された[6]が，現在では，失意味性ジャルゴンは新造語ジャルゴン（neologistic jargon），錯語性ジャルゴンは意味性ジャルゴン（semantic jargon）と呼ばれることが多く[8,9]，本稿でもそれを採用する。

> **KeyWord**
> ＊新造語ジャルゴンと語新作ジャルゴン
> 本邦におけるジャルゴン研究の第一人者である波多野は一貫して，neologistic jargonを「語新作ジャルゴン」としている。山鳥は「新造語ジャルゴン」と呼ぶ。「語新作」がいいのか「新造語」がいいのか，筆者は意見を持っていない。どちらが正しいというわけでもない。

失語臨床でもっとも多くみられるのが新造語ジャルゴンであり，内容語（おもに名詞部分）の多くが新造語に置き換わって意味が通じなくなるが，機能語などは保存され統辞構造や文の形態は保たれている。典型的な新造語ジャルゴンはWernicke失語の急性期や重症型にみられることが多い。

意味性ジャルゴンでは置換される内容語が，新造語ではなく，実在はするが不適切な単語（誤用語，語性錯語）である。新造語ジャルゴンと同様に機能語は保存され文形態は保たれる。意味性ジャルゴンとはいうものの，出現する語性錯語は意味性錯語ではなく無関連錯語のほうが多い。目標語と全く無関係な錯語で構成される文であるからこそ，意味のとれない発話になっているとも考えられる。意味性ジャルゴンは重度の超皮質性感覚失語でみられることが多いが，一部のWernicke失語でもみられることがある。未分化ジャルゴンについては以下に記す。

❷ 未分化ジャルゴンの概念とその混乱

Alajouanineの提唱した未分化ジャルゴンとは「変化する語音の流れ」であり，統辞構造は失われており文形態がみられない発話を指す。ただし，Alajouanineは症例の報告はしておらず，単に「sanénéqueduacquitesscapi」という発話例を提示しただけであった[6]。文字で書きとれている発話であるから，語音は明瞭であったと考えられる。

PerecmanとBrownはAlajouanineの提唱した未分化ジャルゴンの概念に合致する発話を呈する症例の詳細な報告を行ったが，そこでは未分化ジャルゴンという用語をphonemic jargon（音素性ジャルゴン）と言い換えた[10]。語音が明瞭なのでundifferentiated（未分化な）という言葉よりもphonemicという言葉がふさわしいと彼らは主張して

> **KeyWord**
> **＊とても多いジャルゴンの種類**
> 文献上に現れるジャルゴンの種類，すなわちジャルゴンの上に何らかの形容詞を冠した用語は相当数ある。Alajouanineが最初の明瞭な分類を提唱したのに，のちにはphonetic jargonなどのいくつかの用語を用いているのは本文に記載した通りだが，Lecoursも何種類もjargon名を記載しており，これらをいちいち紹介している余裕はないし，あまり意味もないように思われる。本邦でも永井が「分化型ジャルゴン」という名称を提唱している[31]が，内容は意味性ジャルゴンや山鳥のセンテンス性ジャルゴンに類似している。筆者も自戒すべきかもしれないが，あまりに多くの造語を作るのは，それこそジャルゴンの分類そのものが意味の分からぬジャルゴンになってしまいそうである。

いる。未分化ではなく分化した音素からなるという意味であろう。また統辞構造や文構造がみられないという特徴に加えて，語と語の分離も不明瞭という点も強調されている。

　undifferentiated jargon を phonemic jargon と言い換えるという彼らの提唱を踏襲する報告もあれば，彼らの提唱に反して undifferentiated jargon という言葉が使い続けられる場合も多かったこと，さらには phonemic jargon を別の意味で用いる立場もあった（後述 ❻ 参照）ことなどから混乱が生じており，文献を読む際にはどういう意味で使われているのか，文脈から判断が必要な場合がある。

❸ 本邦における未分化ジャルゴン概念の混乱

　波多野は Alajouanine が規定した未分化ジャルゴンの概念を明確に紹介し，その概念に合致すると思われる症例報告を行った。波多野の症例は構音障害があり非流暢であった点では非典型的な部分もあったものの，語音が明瞭な文構造のないジャルゴンという Alajouanine の定義は踏襲されていた[11]。しかし，1994年に山鳥が独自のジャルゴン分類を発表し[3]，音節の分離も不明瞭な書き取れない発話を未分化ジャルゴンと定義したため，混乱がみられるようになった。山鳥の発表以前は未分化ジャルゴンの報告そのものが数えるほどしかない[12,13]が，それでも Alajouanine の定義に合う語音が明瞭な発話を未分化ジャルゴンとしていたのが，山鳥の発表以後は書き取れない発話や，音節分離も不明瞭な発話を未分化ジャルゴン（あるいは未分化ジャルゴン様発話）とする報告が増えたのである。

❹ 山鳥のジャルゴン分類の概要

　山鳥は欧米文献にはこだわらず，日本語の文法に沿った

日本語のジャルゴン分類として，以下の分類を提唱した[3]。①未分化ジャルゴンとは語や文節に区切ることができず，音節の分離も明瞭でなく，書き取ることができない発話である。②音節性ジャルゴンとは音節は明瞭だが語としては成立していない新造語からなるジャルゴン，すなわち従来の新造語ジャルゴンを指す。③語性ジャルゴンとは語自体は正常だが文脈には不適合であるため文意が通じないジャルゴンであり，概ね意味性ジャルゴンに相当すると考えられる。④文節性ジャルゴンとは文節は成立しているが文意が通じないジャルゴンであり，その具体例として次のセンテンス性ジャルゴンの一部でみられた「喜んで，分かんない，いつも分かるようになるし」という文を紹介している。⑤センテンス性ジャルゴンとは，文としては正常だが，談話としては何を言っているのか分からない発話である。失語はなく注意障害，健忘，病態失認などが背景にある場合が多いという。

　文節性ジャルゴンもセンテンス性ジャルゴンもそれまでの記載にはなかった新しいタイプのジャルゴンであり，ジャルゴン分類全体も日本語文法に沿った魅力的な分類ではあるが，未分化ジャルゴンについては混乱をきたす原因となった。

❺ 未分化ジャルゴンについての筆者の提案（1997）[14]

　山鳥の発表以後，未分化ジャルゴンという概念が，「明瞭な語音の羅列であり，統辞構造が認められないジャルゴン」なのか，「語音までも不明瞭で書き取れない発話」なのか，混乱がみられるようになったと考えられる。そして，確かにどちらのタイプのジャルゴンも存在すると筆者の経験は教えていた。Alajoanineの分類を継承した波多野の分類を採用しても，山鳥の分類を採用しても，どちらかのタイプ

【表1】ジャルゴンの分類

Alajouanine〜Brown〜Kertesz	波多野	山鳥	松田
－ undifferentiated(phonemic) jargon	－ 未分化ジャルゴン	未分化ジャルゴン －	（未分化ジャルゴン） 表記不能型ジャルゴン 音節性ジャルゴン
neologistic jargon	語新作ジャルゴン	音節性ジャルゴン	新造語ジャルゴン
semantic jargon	意味性ジャルゴン	語性ジャルゴン	意味性ジャルゴン
		文節性ジャルゴン	
		センテンス性ジャルゴン	

－は該当するものがないことを示す

が切り捨てられることになると考えられた（表1）。そこで，混乱している「未分化ジャルゴン」という言葉は避けて，「音節性ジャルゴン（syllabic jargon）」と「表記不能型ジャルゴン（untranscribable jargon）」に分けて記載してはどうかと提案したのである。

1）音節性ジャルゴンの概要

音節性ジャルゴンはAlajouanineの未分化ジャルゴン（すなわちBrownのphonemic jargon）の日本語版と考えている。日本語の発話の心理的最小単位が音節ではなくモーラであることを考えると，音節性ジャルゴンではなく，モーラ性ジャルゴンというべきかもしれないが，山鳥にならって音節性ジャルゴンとした。ただ，山鳥の音節性ジャルゴンは新造語ジャルゴンのことなのでまったく意味は異なることになる。仮名で書き取ることのできる語音の羅列で文構造を持たないものを指している。頻度は高いものではないが，そう形容したくなる発話は確かに存在する。

音節性ジャルゴンに該当する欧米の未分化ジャルゴンの報告も決して多くはなく，また未分化ジャルゴン（または音素性ジャルゴン）と記載されていても，その内容もさまざまである。新造語ジャルゴンと思われる発話を未分化

ジャルゴンとしているものもある。「書き取り可能な語音の文構造にならない変化する羅列」という概念を満たし，発話例を記載している症例報告は，筆者の渉猟した限りでは，Alajouanineの発話例を除けば数えるほどしかない。確実なのはPerecmanとBrownの症例KS，およびCappaらがglossolalic jargonとして記載した例[15]，およびSimmonsらの例[16]のみである。

本邦での「音節性ジャルゴン」の報告は筆者が最初に報告した2例以外に，飯塚らが「豊富な新造語を呈したBroca失語の1例」を報告し[17]，その発話を音素性ジャルゴンと記載しながらも，松田らの音節性ジャルゴンに相当すると述べている。東川らはジャルゴンの経過報告の中で，初期像を「未分化ジャルゴン」としながらも，Brownの音素性ジャルゴン，松田らの音節性ジャルゴンに相当すると述べている[18]。最近も斎藤が非流暢性失語の中で音節性ジャルゴンを呈した例を発表している[19]。

図1は最近経験した音節性ジャルゴンの自験例の頭部CTであり，その発話例も示した。発話速度は遅く中断も多いので非流暢であるが発話量は保たれ，基本的には概ね表記可能な音節の連鎖からなる発話であった。

音節性ジャルゴンの病態機序として，新造語ジャルゴンで保たれた統辞機能が基底核病変などで障害されることで生じると，音節性ジャルゴンの提唱当時は推測したが，事態はさほど単純ではなさそうである。その後の経験でも，症状や病態は必ずしも一様ではない。統辞構造は認められなくとも，語と語の分離が比較的明瞭に認められ，新造語ジャルゴンとの移行型と理解できるものから，非流暢な発話を背景として音綴断片が連続するようなタイプまである。齊藤[19]の例は非流暢な発話と流暢な音節性ジャルゴンが混在する発話であった。多くの場合，発せられる語音連

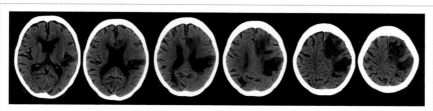

[80歳代女性，右利き，脳梗塞]
音節性ジャルゴン？
　発話速度は遅く中断も多く非流暢だが，基本的には概ね表記可能な音節の連鎖である。
[発話例]
（こんにちは）にひゃっかい　もう　あがっか　けーがか　もう　ぎ　ぎーじ　たがっか　たがっか　たがっか　（たがっか）いや　にはり　たねこ　たがっかは　しわ　あがっかい　てが　ても　てやがき　いいーじや　（どこの生まれや）いしこ　で　かげ　もしや　はて　‥はいって　かむこ　てし

【図1】自験例の頭部CTと発話例

鎖は変化するものの偏る傾向があり，保続傾向も強く，常同言語的な性質を持つものまであると思われる。語音産生能力は残存していても，語も文も産生する能力は著明に低下しているのに，無理に多くを語ろうとする場合にこのタイプのジャルゴンになっている可能性がある。

2）表記不能型ジャルゴンの概要

　表記不能型についてはそれまでも存在したmumbling jargonの概念にかなり近いが，mumbling jargonという言葉は定義が曖昧であり（例えばKertesz 1985[8]），自験例では必ずしも「低い声でぶつぶつ言う」というイメージではなかったため採用しなかった。とりあえず表記できないような音を多量に発する発話を表記不能型ジャルゴンと定義しようという提案であった。

　その後の表記不能型ジャルゴンに関連した報告である

が，伊澤はマンブリングジャルゴンとして表記不能の発話を呈する症例を記載し[20]，その病態機序として発声構音運動の抑止困難を想定している。船山も表記不能型ジャルゴンの原因を発話の制御困難に求めている[21]。東川は失構音／発語失行（apraxia of speech：AOS）の合併を想定している。筆者も表記不能になる原因としてはAOSの可能性が高いと発表当時は想定したが，その他の原因もあり得ることは記載していた。その後の筆者の経験でも必ずしもAOSのためとはいえない場合が多く[22,23]，発話できる正常の語彙がなくなった場合に多くを発話しようとする場合や，発話すべき語彙が浮かんでいないままに発話してしまう場合には必然的に音が崩れるという可能性も考慮する必要がある。そこでは，伊澤や船山らが想定するような発声構音運動の抑止困難という機序も加わっている可能性も確かにあり，さらには速話症的な側面も考えられる。

　表記不能型ジャルゴンのみを呈する症例もあるが，他の失語性発話の中にしばしば表記不能型のジャルゴンを呈している場合もある。当然，音節性ジャルゴンとの混合型もあり得る。音節性ジャルゴンも表記不能型ジャルゴンも，正常の語彙も文も産生されないのだが，たまたま語音が明瞭であれば音節性ジャルゴンとなり，語音が不明瞭に崩れれば表記不能型になると考えられる。

⑥ "phonemic jargon" および「音韻性ジャルゴン」という用語について

　文献を読んでいてもっとも紛らわしいのはphonemic jargon，本邦では「音韻性ジャルゴン」という用語であろう。BrownらがAlajouanineの未分化ジャルゴンをphonemic jargonと言い換えたのは上に述べたとおりで，現在でもこの意味で用いられることのほうが多いのだが，これとは別に

Lecours らを中心とするフランス学派は伝導失語にみられる音韻性錯語の豊富な発話をphonemic jargonと呼んだ[24]。Lecoursらのジャルゴン分類は詳細で非常に興味深いのだが，phonemic jargonという用語の使い方には疑問を感じざるを得ない。音韻性錯語とは目標語が同定できるときに用いる用語である。だとすると，音韻性錯語が多くなっても目標語を同定できない新造語にならない限り文意は通じるはずなので，これをジャルゴンと呼ぶのは適切ではない。そもそも，伝導失語の発話特徴はジャルゴンに崩れない豊富な音韻性錯語であったはずである[2,25]。

Kerteszの記載には変遷がある。最初は自著[26]や『Handbook of Clinical Neurology』の解説の中では，"phonemic (undifferentiated) jargon" と記載し，AlajouanineやBrownらの説明を踏襲して，統辞や文構造がみられないことをその特徴としていたのだが，自身が作成を主導したWestern Aphasia Battery（WAB）のfluencyの項目の中の解説では，新造語ジャルゴンの文脈でphonemic jargonという言葉を用いてしまっている[27]。

WABの日本語版ではこれを「音韻性ジャルゴン」と翻訳しているため，本邦ではさらに混乱が強くなった。頻用されるWABの日本語版を読めば，「新造語ジャルゴン＝音韻性ジャルゴン」という解釈が成り立つこととなってしまったのである。なお，phonemic jargonではなくphonological jargonという言葉が文献で現れたことは，筆者の文献検索では数回しかないが，具体例の記載はなくどういう意味で用いているのかは不明であった。したがってphonological jargonや「音韻性ジャルゴン」という言葉は用いないほうがよいのではないか，というのが筆者の見解である。新造語ジャルゴンという言葉があるのに，これを音韻性ジャルゴンと言い換えるのは混乱を助長すると考える。また

🔑 KeyWord

＊WAB日本語版の流暢性

WABは優れた失語症検査ではあるが，流暢性の項の記述は分かりにくい。まず日本語では電文体がみられにくいという事情がある。日本語に即した流暢性評価が必要と思われるが，流暢性の概念そのものが揺らいでおり，何を指標にするのか一概には決められない。流暢性という概念が必要なのかどうかという点も含めて今後の課題と思われる。

phonemic jargonという用語の意味については，混乱を避けるためにもBrownらの定義（すなわちAlajouanineの未分化ジャルゴンと同義になる）にしたがうべきであろう．

7 ジャルゴン分類についてのまとめ

Alajouanineが最初に提唱した分類は比較的明解であったが，その後にAlajouanineが共著となった文献ではphonetic jargonなど意味不明の用語も用いられている[28]．Kerteszの変遷は上に述べたとおりである．欧米の大家でも，困ったことに用語の使用基準についてはあまり厳密ではないようである．最近の文献をみても，どの分類基準に沿って語っているのかわからない場合もある．本邦でも波多野と山鳥の分類は一見して，相容れないものであろう．現時点での筆者の考えを表1の右欄に記載した．波多野も山鳥も採用している「未分化ジャルゴン」という魅力的な言葉を残しつつ，その中には表記不能型と音節性があるとする考え方である[※注]．なお，繰り返しになるが，紛らわしい「音韻性ジャルゴン」という言葉は使用すべきでないと思われる．WAB日本語版の「音韻性ジャルゴン」は「新造語ジャルゴン」と読み替えたほうがよい．

8 ジャルゴンタイプの経過

「未分化ジャルゴン⇒新造語ジャルゴン⇒意味性ジャルゴン」という経過をたどるというのがAlajouanineの説であり，ジャルゴンの3段階経過説といわれる．波多野や東川も概ねこれを支持している．東川らは未分化ジャルゴンの中でも，筆者の分類をあてれば「表記不能型ジャルゴン⇒音節性ジャルゴン⇒新造語ジャルゴン⇒意味性ジャルゴン」に近い経過を報告している．また井上らはジャルゴンの3段階経過説を短時間に再現したてんかん症例を報告し

※注：1997年の論文では，その時点で混乱の多かった「『未分化ジャルゴン』という用語を用いるべきではない」と主張したが，現時点では多少の修正を加えた．

> **KeyWord**
> **＊extended jargonという用語について**
> 文献上にときどき現れるのが，extended (English) jargonという言葉である[32,33]が，これの訳語を筆者は知らない．現れる錯語は新造語ではなく語性錯語，すなわち実在する語ではあるのだが，それを組み合わせて奇妙な複合語になるような場合に用いられているようである．したがって意味性ジャルゴンに属すると思われる．櫛を「歯ブラシの塊り」と言った例が記載されている[33]．

ている[29]。

　筆者の経験では，実際の臨床でこうした典型的経過を観察することは非常にまれである．まず，未分化ジャルゴンについてはその頻度も少なく，その病態機序もさまざまであるから，必ずしも新造語ジャルゴンに移行するとはいえない．ただ，未分化ジャルゴン（音節性ジャルゴン）の中でも，明らかな文構造はなくとも語の分離がみえるようなタイプは，新造語ジャルゴンの重症型とも考えられ，経過とともに新造語ジャルゴンに移行することは十分にあり得る．「新造語ジャルゴン⇒意味性ジャルゴン」の経過であるが，この経過をみることもあまり多くはない．通常は「新造語ジャルゴン⇒ジャルゴンを伴わないWernicke失語」という経過の方が一般的である．Wernicke失語からは超皮質性感覚失語にも伝導失語にも移行があり得る．なお，船山の例は脳出血手術例であるが「新造語ジャルゴンを伴うWernicke失語⇒伝導失語」という経過を示している[30]。

　1症例にいくつものタイプのジャルゴンが混在することも多い．3段階経過説で経過した場合の移行期には当然2つのタイプのジャルゴンが混在することになる．また，新造語ジャルゴンや意味性ジャルゴンの発話の一部に，表記不能型ジャルゴンや音節性ジャルゴンと思われる部分を観察する場合も多いと思われる．ジャルゴンは発話の症候名であり，必ずしも失語型を示す言葉ではないと考えると，同じ症例にいくつかのタイプのジャルゴンが混在することは不思議ではない．

謝辞：WABの英文原著をお貸しいただいた武蔵野大学の小嶋知幸先生，江戸川病院の中川良尚先生に深謝いたします．

文 献

1) 波多野和夫:重症失語の症状学―ジャルゴンとその周辺―. 金芳堂, 京都, 1991.
2) 山鳥 重:神経心理学入門. 医学書院, 東京, 1985.
3) 山鳥 重:ジャルゴン―了解不能発話の諸相―. 失語症研究, 14:134-139, 1994.
4) Brown JW, ed : Jargonaphasia. Academic Press, New York, 1981.
5) Brown JW : Introduction. In : Jargonaphasia (ed Brown JW). Academic Press, New York, pp.1-8, 1981.
6) Alajouanine T : Verbral realization in aphasia. Brain, 79 : 1-28, 1956.
7) Lecours AR, Osborn E, Travis L, et al. : Jargons. In : Jargonaphasia (ed Brown JW). Academic Press, New York, pp.9-38, 1981.
8) Kertesz A : Aphasia. In : Handbook of Clinical Neurology Vol.45 Clinical Neuropsychology (ed Frederiks JAM). Elsevier, Amsterdam, pp.287-331, 1985.
9) Marshall J : Jargon aphasia : What have we learned? Aphasiology, 20 : 387-410, 2006.
10) Perecman E, Brown JW : Phonemic jargon : a case report. In : Jargonaphasia (ed Brown JW). Academic Press, New York, pp.177-257, 1981.
11) 波多野和夫, 浅野紀美子, 森 宗勧, ほか:非流暢性のジャルゴン失語の症例報告. 精神経誌, 86 : 897-909, 1984.
12) 渡辺俊三, 北条 敬, 田崎博一, ほか:Jargonの神経心理学的検討. 失語症研究, 5 : 848-853, 1985.
13) 杉本啓子, 山口浩明, 寺田博子, ほか:ジャルゴン失語の臨床的検討―重度ウェルニッケ失語との比較―. 神経心理学, 8 : 93-99, 1992.
14) 松田 実, 鈴木則夫, 生天目英比古, ほか:「未分化ジャルゴン」の再検討:症例報告と新しいジャルゴン分類の提唱. 失語症研究, 17 : 269-277, 1997.
15) Cappa SF, Miozzo A, Frugoni M : Glossolalic jargon after a right hemispheric stroke in a patient with Wernicke's aphasia. Aphasiology,

8:83-87, 1994.
16) Simmons NN, Buckingham HW：Recovery in jargonaphasia. Aphasiology, 6:403-414, 1992.
17) 飯塚 統, 鈴木匡子, 藤井俊勝, ほか：豊富な新造語を呈したBroca失語の1例. 脳神経, 56:593-597, 2004.
18) 東川麻里, 下平由美, 赤井奈月, ほか：ジャルゴンの経過に関する考察. 人間環境学研究, 8:81-88, 2010.
19) 齊藤珠美, 松田 実：非流暢性失語例にみられた音節性ジャルゴン. 高次脳機能研究, 37:23-30, 2017.
20) 伊澤幸洋, 宇野 彰, 小嶋知幸, ほか：マンブリングジャルゴンの一例―モニタリング, 構音・発声および人格という観点から―. 失語症研究, 18:225-233, 1998.
21) 船山道隆, 小嶋知幸, 名生優子, ほか：新たな右半球損傷により失語症が増悪した1例. 高次脳機能研究, 27:184-195, 2007.
22) 鈴木則夫, 松田 実, 平川圭子, ほか：表記不能型ジャルゴンを呈した非右利き右被殻出血の1例. 高次脳機能研究, 26:81, 2006.
23) 平川圭子, 鈴木則夫, 井之川真紀, ほか：右利き右半球損傷により理解良好ながら特異なジャルゴン失語を呈した一例. 高次脳機能研究, 26:79, 2006.
24) Lecours AR, Rouillon F：Neurolinguistic analysis of jargonaphasia and jargonagraphia. In：Studies in Neurolinguistics Vol.2（eds Whitaker H, Whitaker HA）. Academic Press, New York, pp.95-144, 1976.
25) Brown JW：The problem of repetition：A study of "conduction" aphasia and the "isolation" syndrome. Cortex, 11:37-52, 1975.
26) Kertesz A：Localization of lesions in Wernicke's aphasia. In：Localization in Neuropsychology（ed Kertesz A）. Academic Press, New York, 1983（田川皓一, 峰松一夫, 監訳：神経心理学の局在診断. 西村書店, 新潟, pp.159-175, 1987）.
27) Kertesz A：Western Aphasia Battery：Test Manual. Grune & Stratton, New York, 1982.
28) Alajouanine T, Lhermitte F：Aphasia and physiology of speech. Res Publ Assoc Res Nerv Ment Dis, 42:204-219, 1964.
29) 井上有史, 清野昌一：てんかん発作性の神経心理症状―発作後ジャルゴン発話の一例をめぐって―. 神経心理学, 5:47-55, 1989.

30) 船山道隆, 小嶋知幸, 稲葉貴恵, ほか：伝導失語に収束した新造語ジャルゴンの1例―新造語発現の機序についての一考察―. 高次脳機能研究, 30：467-477, 2010.
31) 永井知代子, 武田貴裕, 吉澤浩志, ほか："分化型ジャルゴン"の転帰と病巣. 脳神経, 57：500-507, 2005.
32) Alexander MP, LoVerme SR Jr：Aphasia after left hemispheric intracerebral hemorrhage. Neurology, 30：1193-1202, 1980.
33) Mori E, Yamadori A, Mitani Y：Left thalamic infarction and disturbance of verbal memory：a clinicoanatomical study with a new method of computed tomographic stereotaxic lesion localization. Ann Neurol, 20：671-676, 1986.

第Ⅰ章　錯語・ジャルゴンとは？

ジャルゴンの病態機序

清山会医療福祉グループ顧問，いずみの杜診療所　松田　実

> **臨床に役立つ ワンポイント・アドバイス**
> One-point Advice
>
> 　ジャルゴン話者には自身の言語能力の低下についての気づきはあっても，自身の発話の具体的な誤りや異常さには気づいていないことが多い。この気づきが必ずしも聴理解能力と平行しないことからモニタリングの異常が考えられているが，その神経機構については十分に解明されていない。ジャルゴンに保続はほぼ必発であり，新造語ジャルゴンの押韻常同パターンや意味性ジャルゴンの意味性変復パターンが有名である。ジャルゴンの多弁の背景には概念や思考能力の保存が重要であると思われる。変性疾患では表記不能型ジャルゴン，音節性ジャルゴン，意味性ジャルゴンはみられるが，典型的な新造語ジャルゴンは少ない。患者が語りかけてくるものに謙虚に耳を傾け，目の前の症候を丁寧に記載し分析していく態度が，そのジャルゴンの病態機序を解く鍵であり，適切な対応もそこから生まれてくるものと考えられる。

はじめに

　言語学的な素養があるわけではない筆者にとって，ジャルゴンの言語学的な側面についての文献を正確に読み解きジャルゴンの病態機序についての説得力のある説明を呈示することは，力量をはるかに越えた困難な作業である。幸い，主要なジャルゴンである新造語ジャルゴンと意味性ジャルゴンについては，言語学的知識の豊富な執筆者によって別に独立して本書第Ⅱ章にて扱われている。そこ

で，ジャルゴンの諸類型に共通する病態機序について，自身の臨床経験と文献から読み解いた限られた知識とを合わせて，筆者なりに検討したのが本稿である。本稿が，それこそ意味不明の「ジャルゴン」にならないように祈るばかりである。

I．ジャルゴンにおける病識の問題

Alajouanineがジャルゴンを「言語の意味的側面の病態否認的解体」と規定した[1]ように病識の問題はジャルゴンの病態を考察するうえで欠かすことができない。古くから多くの著者がジャルゴンと病識欠如の問題を論じている。ただ，ジャルゴンの病識（欠如）といっても，その内容にはいくつかのレベルがあるように思われる。

❶ ジャルゴンと疾病否認

ジャルゴンの病態失認の原因を，より積極的に疾病否認的な精神力動に求めようとする立場がある。KinsbourneとWarringtonは，jargonの原因を喚語困難と疾病否認に求めている。彼らの症例は他の人のジャルゴンには拒否反応を示したが，自身の発話テープを聞かせると正しいと判断したという[2]。Rochfordも『ジャルゴン失語は失語か？』という論文[3]の中で，異常な精神興奮性についてふれKinsbourneらと同様の見解を述べている。

こうした方向性の議論で，もっとも強力な意見を述べているのがWeinsteinである。彼はCritchley（1964）のAnosognosic aphasiaという言葉を紹介し，ジャルゴンを扱った一連の論文[4~8]の中で，ジャルゴン失語患者と右半球障害による疾病否認との共通点にふれ，疾病恐怖や仕事志向的な病前性格にまで言及している。1974年の論文[6]の

症例は被殻出血であるが，非失語性呼称錯誤の場合と同じように，病気に関連した質問に対してジャルゴンになる傾向がみられている。回復期には常同的な言語や反響言語，さらにはお役所言葉や難解な言葉使いがみられ，一連の症状は失語が原因ではなく非失語的な要因に起因すると述べており，ストレスに対する対処行動だという。また，Lebrunもジャルゴンの病態失認は自己イメージの保持のための行動である可能性に言及している[9]。

筆者も左被殻出血と多発性ラクネが合併した症例で，似たような症例を経験したことがある。

【症例1】

非常に優秀な商社マンで，社内でも指導的立場にありプライドも高い人であった。身体的リハビリテーションには積極的に取り組んだので右片麻痺はかなり改善し日常生活動作（ADL）は自立するほどになったが，言語に関しては「どうもない」と主張し，言語訓練を拒否し続けた。診察では呼称も復唱もほとんど不可であり失語は明らかであったが，診察で言語療法を勧めても，「いや—先生，大丈夫です」と繰り返すばかりであった。自発話では具象語はほとんど出ず，「可能性」「立場」「論理」「学問」「方向性」など抽象的な言葉ばかりを不適切に連発した（表1）。保続

> **KeyWord**
> **＊非失語性呼称錯誤 (nonaphasic misnaming)**
> Weinstein（1952）によって提唱された概念である。失語による錯語とは異なる特徴を有する呼称障害として記載され，失見当，作話，疾病否認，多幸といった精神症状とともに出現する場合が多いとされる。非失語性呼称錯誤でみられる錯語としては，目標語とは全く無関係の奇妙な錯語や記号素性錯語が多い。一部の患者では自身の疾病に関係する語彙のみを疾病に無関係な語彙に置き換えることが知られており，右半球病変によってみられる場合が多い。

【表1】症例1の発話

＜お子さんはいくつなの＞ ‥自分が学問…本能的な方で，理論ですね。いわゆる理論の方でも，俺賢い，いうのがあればいいかもしれませんね… ＜趣味で魚釣りされていましたか＞ はい，そうですね。あんまりそのへんが，他者と論理と，みんな別物だと思っているんですけどね。勝手な論理だけを考えんといかんです。京都的な論理がそうですね。そういう可能性が…

は強いが明らかな新造語はなく，難しい言葉を使おうとする傾向などは，Weinstein，Kinsbourne，Rochfordの症例と類似性を感じさせる．ただ，これらの症例は，典型的な新造語ジャルゴンではないことに注意が必要である．

❷ ジャルゴンと病態失認の内容

ここでは，病気を否定したいという精神力動に彩られた積極的な否認を「疾病否認」とし，単に自身の病気や言語異常に気付かないことを「病態失認」ということとする（疾病否認は病態失認の中に含まれるのが通常の用語の用い方である）．典型的な新造語ジャルゴンの場合は，積極的な疾病否認的心理が働いていないことが多いと思われるが，自身の言語異常には気付いていないと思われることがほとんどである．すなわち，少なくとも病態失認は存在する場合が多い．したがって，自身の発話が理解されないと，怒り出す患者もいる．

しかしながら，文献例でも筆者の経験でも，必ずしも患者は自身の言語異常についての自覚が全く欠如しているわけではない．波多野[10]も「全く病識の欠如した症例から，かなりの程度の病識保存例まで，大きな幅がある．ジャルゴンであるからといって病態失認※注の状態にあるとはいえない」と述べている．筆者の経験でも，特に急性期には自身の失語に気付いていない場合が多いが，たとえジャルゴン発話が改善しなくとも，経過とともに自身の失語状態，すなわち言語に関して何らかの異常があることに気付き出す場合が多い．

おそらく問題は病識の程度ではなく，病識の内容である．自身の言語能力が低下していることを認めるのと，自身の発話の具体的な誤りや異常さに気付くこととは別のレベルの問題のようである．たとえ自身の失語状態に気付いては

※注：原文では病態否認となっているがここでの文脈に合わせて病態失認に変更させていただいた．

いても，患者自身が喋っているまさにそのときには，自分の言葉の誤りについては気付いていないと考えられる場合が多い。

　この点に関しては，てんかん性の発作性失語の症例観察の報告[11]があり，その症例の発作後の内省が非常に興味深く示唆的である。発作中に自身が失語状態になっていることは分かっていたが自身の発話内容は分からなかったというのである。ある新造語を好んで発していたことが観察されたが，発作後にその事実を聞かされると驚いたのである。まさに失語状態には気付いていたが，自身の発話がどのように異常であったかは分からなかったということである。

❸ なぜ自身の発話の異常に気付かないのか（unawarenessの原因は何か）

　ジャルゴンの発話者はなぜ自身の異常な発話に気付かないのであろうか。これに関してはいくつかの説がある[12〜14]。精神力動的な疾病否認の可能性（denial hypothesis）も指摘されているが，すべての症例に適応する説明とはとても考えられない。もっとも妥当性の高いのは，auditory hypothesisであり，重度の理解障害のために自身の発話異常にも気付かないと考える。重度のジャルゴンほど理解障害も強い傾向があること，理解の改善とジャルゴン発話の改善が多くの場合は並行して認められること，などをよく説明する。理解のよい伝導失語では自身の音韻性錯語に気付いて自己訂正しようとするが，理解の悪いWernicke失語やジャルゴン失語では自身の誤りに気付かないので自己訂正がみられないという説明も説得力がある。

　しかし，auditory hypothesisでは説明しづらいいくつかの事実も存在する。通常のジャルゴン失語では聴理解が重度に障害されているが，理解のよいジャルゴン失語の症例

がないわけではないことを指摘しておかなければならない。文献的にもかなりの数の報告があり[14～17]，筆者も理解に全く障害のなかった新造語ジャルゴン症例を経験している（後述）。また，ジャルゴン失語の患者は自身のジャルゴンには気付いていないが，他の人のジャルゴンに対しては拒否的な反応を示す場合が多い。Alajouanineが指摘したように，患者の真似をしてジャルゴンで話しかけてみると拒否反応を呈する場合が多い[1]。先に紹介したようにKinsbourneらは患者自身の発話テープを聞かせると正常であると判断したことを疾病否認の一つの根拠にしているが[2]，この観察は一般的な事実ではないようであり，筆者も同じことをしたことがあるが患者は自身のジャルゴン発話に拒否的であった。つまり，ジャルゴンを異常と判断できる程度の理解能力は持っている場合が多いということである。したがって，単に理解障害だけをジャルゴンのunawarenessの原因とすることはできないことになる。

Auditory hypothesisを補充するものとして，resource limitation hypothesisがある。聞くだけならばそれが異常という判断はできるが，注意や制御の容量の問題で話しながらその異常に気付くことはできないというものである。ジャルゴンの話者は同時には聴者にはなれない「jargon aphasics can no longer be speakers and listeners at the same time」[9]という言葉で表現されている。

II. モニタリングやフィードバックの異常について

❶ モニタリングとフィードバック

病態失認やunawarenessと表裏一体の事項であるが，重要と思われるので章を改めて記載する。モニタリングとフィードバックという2つの言葉がどう使い分けられてい

るのか，定義があるわけではなさそうだが，モニタリングは出力を制御する側からみる用語であり，フィードバックは出力側から入力側への帰還的影響といった意味であろう。ジャルゴンで用いられる場合，モニタリングあるいはself-monitoringという場合は誤りを訂正するという意味をも含めているようである。

したがって，ジャルゴン失語ではモニタリングの障害があるということになる。その原因としてはⅡで述べたように理解障害がもっとも考えやすいのであるが，理解障害とモニタリングによる自己訂正との二重解離が存在する（すなわち理解がよいのにモニタリングできない症例と，理解が悪いのにモニタリングの可能な症例がある）というデータや，理解障害と自己訂正の頻度が相関しないというデータがあることなどから，理解障害と直接的な因果関係では結ばれない独立したモニタリングの障害が仮定されるようになった[12,13]。

❷ 発話のモニタリングとそれを担う領域

発話のモニタリングがどのような神経基盤やシステムで行われているのかは，ジャルゴンの病態機序との関係だけではなく，失語臨床全般に関わる大きな問題であると思われる。Wernickeは言語の聴覚心像がWernicke野に蓄えられていると考え，さらにその聴覚心像が発話を制御調整していると考えた[18]。すなわち，言語理解と発話制御が同一の神経基盤で行われていると考えたことになる。神経機能画像などが発展した今日，その考えは多少の訂正を迫られているようで，上側頭回の前方部が理解に，発話制御と関連する感覚運動統合は上側頭葉後部から頭頂移行部が担うという説が有力であるが，まだ解決されたわけではない[19]。いずれにせよ，発話が錯語や新造語やジャルゴンになって

しまう原因は比較的狭い神経基盤の障害で説明できる可能性があるが、そのことに自身が気付かないためにはWernicke野だけではなく、より広い領域やシステムの異常が必要であると思われる。

Postma [20] やMarshall [21] によると、モニタリングにはperception-based monitorとproduction-based monitorが存在し、それぞれにpre-articulatory feedbackとpost-articulatory feedbackが仮定されている。誠にややこしい話であり、その神経基盤の解明などはほとんど手つかずの状態である。ただ、pre-articulatory feedbackは発話前の"prepair"（行動的には発話前のpauseやhesitation）と対応し、post-articulatory feedbackはrepair（発話後の自己訂正）に関わっていると考えられる [22]。ジャルゴンでもmonitorが完全に働かなくなるわけではないが、やはり不完全な働きしかしない。少なくともpre-articulatory feedbackは十分に機能していない可能性が高く、だからこそ流暢にジャルゴンを発話し続けるのであろう。これに対してBroca失語や純粋発話失行ではpre-articulatory feedbackが十分に働いているためにこそ、非常に非流暢な発話になるとも考えられる。

❸ delayed auditory feedback（DAF）やmaskingの影響について

ジャルゴン話者にDAFを施行したり、雑音のmaskingをかけたりして、発話の流暢性、課題や自己訂正の成功率などを観察することが行われている [13, 14, 23, 24]。その結果は必ずしも一定していないが、健常人ほどに影響を受けにくいという結果が多いようである。DAFやmaskingは自身の声を聞こえにくくしていると考えられるので、主にはpost-articulatory feedbackへの影響をみていることになり、ジャルゴン話者ではそれがもともと働きにくい状況であっ

> **KeyWord**
> * delayed auditory feedback (DAF)
> 日本語には聴覚遅延フィードバックと訳されている。発声した自身の音声を遅延して聞かせる手法である。遅延時間は200ms程度である。DAFを行うと発話の流暢性が阻害され、吃や発話速度の遅延が起こることが知られている。

たことへの傍証と考えられている。

Ⅲ. ジャルゴンと保続傾向や常同言語との類縁性について

❶ ジャルゴンと保続

再帰性発話と異なり，ジャルゴンは変化することが特徴ではあるが，保続はほとんど例外なく認められる。音韻のレベルでも語のレベルでも，さまざまな形で保続が認められる。保続傾向が強いほど回復も悪い傾向がある。Kohnらの新造語ジャルゴンの検討では，音韻辞書が壊れているタイプは音韻レベルの保続が多く，回復も悪く病巣も大きい。逆に音韻辞書が壊れておらず回収だけが悪いタイプは保続も少なく回復もよいと指摘している[25]。新造語の形成に何が関与しているのか，どうして母国語にはない語音系列があたかも単語のように発話されるのか，という問題についてはさまざまな説があるが[26〜31]，一部には保続が関与していることを多くの学者が指摘している[32,33]。

❷ 新造語ジャルゴンの押韻常同パターン

ジャルゴンの保続の中でもっとも有名なのが，Greenが最初に報告した新造語ジャルゴンの押韻常同パターンである[34]。似たような新造語が次々と韻を踏むように発せられることからこの呼び名がある。波多野[10]は音韻が変化しながら反復するという意味で，この現象を音韻変復パターンと呼んだ。韻を踏むのは新造語の末尾の場合も，語頭の場合も，語形全体の輪郭の場合もあるようである。

新造語ジャルゴンの発話例１：
　なんか，オモツのバッツとしたハリツを　あのーミコツ

で　ゆってゆいなさいといわれるんですけど，なんていうかだったかということが分からないんです。
新造語ジャルゴンの発話例2：
　オションケーの，ほんでまーおかずやったら，まー<u>スタンカタル</u>とか，<u>スタンオーカー</u>，<u>スタンインユー</u>のお菓子とかね，<u>スタン</u>とかなんし…

❸ 意味性ジャルゴンの意味性変復パターン
　意味性ジャルゴンにおいても波多野[10]が意味性変復パターンと名付けた関連語彙の保続傾向がしばしば認められる。目標語とは無関係の無関連錯語が，意味的関連を有しつつ変化反復して発せられるパターンである。筆者も同一カテゴリーの語彙を繰り返す意味性ジャルゴンの症例を意味性保続として報告したことがある[35]。

意味性ジャルゴンの発話例：意味性変復パターン
どういうお仕事でしたか→そういう　まあー　<u>バーディ</u>とかね　‥そういう<u>ホール</u>もんのもんの私は‥ショウロクもんの<u>ワンパット</u>とかとか‥

❹ 保続や変復パターンの機序
　ジャルゴンでは多くの失語と同じように，いや通常の失語以上に，正しい語彙を呼び出せないという障害が根底にあると思われる。新しい刺激に対応する正しい語彙を呼び出せないため，たまたまその直前に発話された語が抑制されず，そのまま繰り返されるのが通常の保続である。押韻常同パターンや意味性変復パターンは保続性の反応ではあるが，通常の保続とは異なり，繰り返される音韻や語彙が全く同一ではなく変化がみられる。これは直前の語そのものだけではなく，それに関連した音韻や語彙も発話されや

すい状態になっていることを示している。

　新造語ジャルゴンの場合，正常に呼び出せる語彙のレパートリーは非常に狭いが，正常に呼び出せる音韻のレパートリーは多い。何らかの概念を言語化する場合に，適切な語彙が呼び出せず，直前に活性化された音韻の発話パターンが抑制されずに利用されるのが押韻常同パターンであろう。意味性ジャルゴンの場合は呼び出せる語彙のパターンは比較的多いのだが，適切に意味とは結びつかない状態である。したがって，適切な語彙の代わりにいったん発話された語彙の関連語彙，例えば同じ意味野にある語や共起性の高い語彙が呼び出されることにより，意味性変復パターンが成立するものと考えられる[35]。

　このように考えると，音韻産生能力は保存されるが語彙産生はできない場合に新造語ジャルゴンになり，語彙産生能力は保たれているのに，それを概念に合わせて正しく利用できない場合に意味性ジャルゴンになるという構造が理解される。

⑤ ジャルゴンと常同言語との関係

　意味性ジャルゴンでは全く同一の語彙を常同的に用いる発話パターンがみられる場合もあり，常同言語との関連性を感じさせる。筆者の経験した症例は初期には新造語ジャルゴンを呈するWernicke失語であったが，新造語が減少するとともに「ごはん」という語彙を常同的に使用するようになった[36]。新造語ジャルゴンの場合にも，ある新造語や無関連な語彙を常同的に頻用する症例の報告がみられる[37,38]。Brownらのphonemic jargonや筆者の音節性ジャルゴンを呈する例においても，使用される音韻が偏向したり，常同的な反復傾向が認められたりする（第Ⅰ章-3参照）。

　ジャルゴンも再帰性発話（recurring utterance：RU）を

> **KeyWord**
> **＊再帰性発話（RU）**
> 発話しようとすれば，すべて同じ発話になってしまう場合をいう。全失語や重度のBroca失語に認められる。発話の内容から実在語RUと無意味RUが区別される。Brocaの歴史的症例は「タンタン」としか話せなかったことが知られている。

代表とする常同言語も，重症失語の言語症状である。再帰性発話の場合は，再帰性発話が出現しなくなると同時に重度の失構音/発語失行（AOS）が明らかになる場合が多いことからも分かるように，語音の実現能力が著明に低下していると考えられる。これに反して表記不能型ジャルゴンを除けばジャルゴンでは語音の実現能力は保たれているが，これを適切に使用することができない状態である。変化という観点からみると，重度の実現障害のために変化すらできないのが再帰性発話であり，実現能力があるので変化できるのがジャルゴンである。変化はできても，適切な語音を選択する障害が重度になればなるほど反復傾向が強くなり，保続傾向が強くなるのであろう。それが新造語ジャルゴンの押韻常同パターンとして現れる。語彙レベルの反復は意味性ジャルゴンの意味性変復パターンになる。ともに重度の障害を背景にした言語症状ではあるが，変化する能力と意思とがあればジャルゴンになり，変化する能力がなければ常同言語になるとも言い換えられよう。

症例2は重度の失語で再帰性発話と類似した常同的発話の「はい」が主体であったが，ときにジャルゴン発話が混じた。再帰性発話とジャルゴンの類縁性を具現している症例であると考えられた。

【症例2】（図1）
　70歳代右利き女性。脳梗塞で右片麻痺あり。単純な命令にも従えず，発話は「はい」と音綴断片や音節性ジャルゴン，一部表記不能型ジャルゴンであった。
発話例：
　＜お名前は＞　はい　＜何というの＞　はい
　＜はいさんですか＞　はい
　＜ご飯は食べていますか？＞　かいりま，だいきろう‥

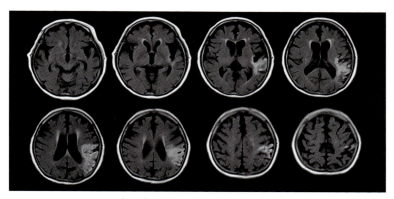

【図1】症例2：MRI FLAIR画像

＜お年はいくつ＞　はい　＜花より＞　はい
＜はいはい＞　はい　＜同じように言って＞　えー
＜これ何ですか＞　はい　＜メガネでしょう＞　はい
＜はい以外も言えるでしょう＞　はい　＜ご飯はおいしい？＞　はい
＜もともと何をしてはったの＞　うーん　てんしょうには　まえし　です　‥　その　あいひ　ようは　どきどきどき
＜どこに住んでいるの＞　はい

IV. ジャルゴン話者が多くを発話してしまうことについて

① ジャルゴンと多弁

　ジャルゴンの概念には，「発話量が保たれる，むしろ多弁」という意味が含まれていると考えられる。「ペラペラと喋るのに意味不明」という表現が，ジャルゴンという病態を表すのにもっともふさわしいであろう。

典型的な新造語ジャルゴンは，Wernicke 失語の比較的初期においてみられる。この時期には語漏（logorrhea）や発話促迫（press of speech）と表現されるように，患者は語ることを止められないという印象がある。全体的な行動をみている限りは，多少の興奮性はあっても大きな知的機能の低下や状況判断の障害があるとは思えず，会話における turn taking のルールも保たれていることがほとんどであるが，それでも会話を成立させるために患者の発話を制止せざるを得ない場合もある。呼称における新造語や錯語では目標語よりも音節数が多くなることが多く，また 1 つの課題に対して何語も発する場合も多い。こうした傾向は一部の意味性ジャルゴンでも同様にみられ，発する語彙が複合語や記号素性錯語など目標語よりも複雑な語彙となったり，目標語よりも低頻度語を産生したりする場合も知られている[16, 39, 40]。

　なぜ，多弁なのであろうか。発話が多弁であることと，ジャルゴンになることは何らかの関係性があるのであろうか。単語の処理過程の研究を中心に発展してきた認知神経心理学は，錯語や新造語の成立機序についての議論は多いが，ジャルゴンの多弁や Wernicke 失語の語漏や発話促迫など，談話レベルの問題や言語行動全体の異常についてほとんど語るところがないように思われる。本節ではこのテーマについて考えてみたい。

❷ 意味性ジャルゴンと多弁傾向

　Marshall らによるジャルゴンの症例報告は興味深い[16, 39]。1 例は具象語よりも抽象語を多用する例であり，意味を介するすべての課題において具象語よりも抽象語の成績が良好であり，彼らは視覚性意味システムの脆弱さにその原因を求めている[16]。もう 1 例は高頻度語よりも低頻度語を好

む症例であり，基礎的な語彙よりも特殊な下位レベルの語彙を発することが多い。低頻度語のほうがより選択範囲が狭くなることが関係していると彼らは推測している[39]。すなわち意味システムの構造面に両例の発話特徴の原因を求めている。

しかし，意味システムの構造面からの説明はその場限りの理屈のように筆者には思われる。両例の発話はともに意味性ジャルゴンが主体であり，発話量の多くなるような複合的な語彙を用いており，疾病否認の項で述べた症例との近似性を感じさせる。疾病否認的な精神力動が働いているのかどうかは別にして，こうしたタイプの発話異常の背景には，旺盛な発話意欲と観念奔逸のような思考の拡散があるのではないだろうか。また，Robinsonは意味性ジャルゴンと思われる症例の報告の中で，発話を開始し維持する機能以外に発話を停止させる機能の存在を仮定し，ジャルゴンでは発話停止機能が障害されている可能性を論じている[41]。

③ 脱抑制について

ジャルゴンの多弁傾向の背景に，脱抑制と形容されるような病態機序を想定する議論が歴史的にも多い。脱抑制という言葉で思い浮かべやすいのはジャクソニズムである。ジャクソンは神経系においてはより高位の階層が下位の階層を調整抑制しており，高位の階層が侵されたときにはその機能障害が出る（陰性症状）だけではなく，それまで抑制されていた下位の階層の機能が解放されて陽性症状として現れるとした[42]。すなわち陽性症状は脱抑制による症状である。失語での典型的な例は，喚語困難は陰性症状，錯語は陽性症状という記述がなされる。ただ，ジャルゴンにおいては，これをジャクソニズムの視点で語ることは多くない。症候学的にはジャルゴンが再帰性発話や偶発性発話などの

> **KeyWord**
> ＊自動言語
> 意図的（随意的）言語との対応で用いられる。意図的な言語表出が障害されても自然な状況で自動的に発せられる言葉に対して使われる。意図的言語は知的言語，命題的言語であり，自動言語は情動言語，非命題的言語であるとされる。再帰性発話や偶発性発話は自動言語に分類されることが多い。しかし，こうした単純な二分法が常に可能とは思えない。

自動言語とは対極に位置すると考えられるからであろう。

上位下位の関係（あるいは左右の関係）ではなく，前方と後方の関係で調節抑制 – 脱抑制を考えるほうがジャルゴンの場合には多い。Werncike も Geschwind も後方の Wernicke 領野が前方の Broca 領野を調節しコントロールしていると考え，Wernicke 領野が破壊されると Wernicke 領野の抑制をはずれた Broca 領野が自走するというパラダイムを想定している[18, 43, 44]。Pick も側頭葉に抑制機能の存在を想定していたようである[45]。こうした説明は解剖学的に Wernicke 領野と Broca 領野が連合繊維で連絡されている点とも合致し，いかにも機能的で概念的にも理解しやすい。しかし，この議論が正しいという証明はなく，単なる推測にすぎない。

多くの脱抑制的な徴候はむしろ前頭葉病変で起こることが多く，後方領域が前方領域を抑制しているという考え方は，機能解剖学的には必ずしも一般的ではない。また，Werncike も Geschwind も伝導失語を連合繊維の障害で説明しているが，伝導失語も同じように Broca 領野が自走して多弁になるかというとそうではない。したがって，「Wernicke 領野の破壊による Broca 領野の自走」という観念的な機序で，ジャルゴンの多弁を語るのはやや楽観的すぎるように思われる。

❹ 概念や思考の保存と「語りたい」という意思

ジャルゴンを呈する失語症患者の全体像として忘れてはならないことは，これは失語であって知性障害ではないということである。重度の言語障害のために言語的なコミュニケーションが甚だしく困難であったとしても，彼らの日常生活や病棟生活をみる限りにおいて著明な知性障害を感じさせることは少ない。非流暢性失語の場合と違って，麻痺がない場合が多いので ADL は自立していることもあっ

て，世話はほとんどかからないのである。急性期に多幸的，病態失認的，多弁でやや興奮状態，と表現される時期でも，行動全体が大きな逸脱をきたすことはほとんど経験されない。また，感情面での疎通性も十分に保たれている例が多い。

　彼らから言葉は奪われても，物事や対象の概念が奪われることは特殊なケースを除いては通常はない。思考能力も行動パターンも保たれている。ジャルゴンで多弁になるのには，前頭葉に帰せられることの多い言語発動性が保たれていることが条件であろうが，「伝えたい」「語りたい」という彼らの強い意志がそこに働いていることが重要なのではないかとも思われる。適切な語彙や音韻形式を呼び出す能力は極端に低下しているが，発声構音器官の機能は奪われていない場合が多い。そして，彼らの思考能力は多くの場合，大きくは低下していないので，自身に起こっている事態を異常と感じ何かを訴えようとすることも多いであろうし，質問を受ければ残存している発声構音能力をできるだけ発揮して語ろうとするであろう。なんとなく伝わっていないと感じれば多弁になり，一つの質問に多くの答えを発することも自然な態度なように感じられる。それが，ある意味では正常の反応なのではないか。概念や思考の保存や知性の保存がジャルゴン失語の背景として重要なのではないかというのが筆者の見解である。

V．ジャルゴン失語における症候の解離について

　ジャルゴン失語は「重症失語」であるので，通常は言語機能の全般的障害を背景に持つ場合が多い。特に理解は重度に障害されているのが普通であるが，中には理解の障害が非常に軽度でありながらジャルゴンを発する例もあることがいくつかの文献で報告されており，筆者も新造語ジャ

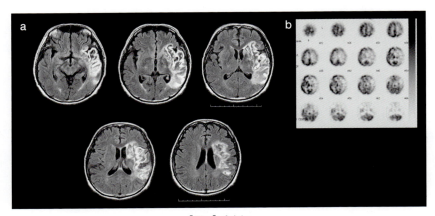

【図2】症例3
a：MRI FLAIR画像，b：脳血流SPECT

ルゴンを呈しながら理解にはまったく問題のなかった例を経験している。

【症例3】（図2）
　　60歳代右利き男性（ただし左利き素因あり）。病巣は図2のように左半球言語野をほとんど含むような出血性梗塞の症例である。ただし右片麻痺や構音障害はごく軽度であり，言語の理解障害も初期からごく軽度であったが，発話は典型的な新造語ジャルゴンであった。標準失語症検査（SLTA）が施行された発症2週後には，発話量は低下してきたが，発話内容はやはり新造語ジャルゴンであった。SLTAの呼称は1/20，復唱3/15であり呼称や単語の復唱はほとんど新造語になった。しかし，理解はほぼ完全でSLTAの「聴く」は29/30を正解した。

　　音声言語と文字言語との乖離を示す例も報告されている。発話がジャルゴンであれば通常は音読も書字も障害さ

れるが，音読が正常な例[46]だけではなく，書字にも障害がなかった例も知られている[47]。こうした症候の乖離例はジャルゴンの成立機序を考察する際の手がかりになる可能性があり，実際に解析やシミュレーションも行われている。HillisらはDellのモデルを用いて，語レベルの音韻形と語以下のレベルの音韻との連絡を弱めることで，彼女らの新造語ジャルゴン症例の言語症状を再現することができたと報告している[47]。語音と語形の離断という説明は，新造語ジャルゴンの成立機序としては魅力的でそれなりの説得力を持つが，ジャルゴン全般に一般化できるかどうかは不明である。

VI. 変性疾患におけるジャルゴンについて

1 脳血管障害と変性疾患における発話異常の違い

失語の症候学の中心課題が，脳血管障害（CVD）を中心とする局所損傷の失語から，進行性失語（progressive aphasia：PA）に代表される変性疾患の失語に移行しつつあることは，誰しもが認めるところであろう。変性疾患における言語症状の症候学がCVDにおける失語症候学とは一線を画するものであることは，これまでも記述したことがあるが[48]，特に発話異常の様相においてこそ両者の違いが顕著に現れると思われる。

アルツハイマー病の進行例の発話を意味性ジャルゴンや表記不能型ジャルゴンとみなせる場合があることを除いては，波多野が重症失語の症状学[10]として注目した新造語ジャルゴンも再帰性発話も，変性疾患における報告は少なく，筆者の経験でも頻度は高くない。波多野らはアルツハイマー病による新造語ジャルゴンの2例を報告し[49]，それが決して稀ではない可能性に言及しているが，CVDの場

> **KeyWord**
> **＊進行性失語（PA）**
> 原発性進行性失語（primary progressive aphasia：PPA）ともいう。1982年にMesulamが提唱した緩徐進行性失語（slowly progressive aphasia：SPA）を1987年に自身でこう呼び変えた。SPAには"without generalized dementia"という文言が付け加えられており，初期には言語障害だけが前景に立つ変性疾患という意味である。2011年にはPPAとその3亜型について，国際的診断基準が発表されている。

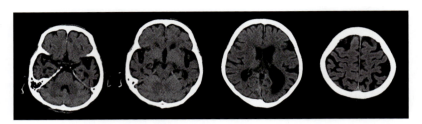

【図3】症例4：頭部CT

合のような典型的な新造語ジャルゴンをみることはやはり稀である。アルツハイマー病の言語症状は失名詞失語から超皮質性感覚失語に移行することが多いが，さらに進行すると空語句や代名詞が多いいわゆるempty speechや意味性ジャルゴンといってもよいような発話になる場合も多い（症例4, 症例5）[50]。しかし，典型的な新造語ジャルゴンにはならないのである。また，筆者はCVDでの再帰性発話の経験は多いが，変性疾患による典型的な再帰性発話の経験はほとんどない。

【症例4】（図3）
　70歳代右利き女性。アルツハイマー病，すでに日常生活に多くの介助を必要とする。
発話例：＜はさみの呼称：これ何でしたか＞　えーこういう　あんた　あのほれ　ないないいうて　もう私らあんまりしいしませんがな　＜これ知ってます？＞　使うのは知ってますけどね　＜なんというものですか＞　えーそうですな　はは　母　死なはったかいな　おろしもの
1年後の自由発話：もうどっこも行けへんさけいな　それでもあかんわ言うて　何にも言うてくれはらさかいよかったけどね　…　あのあれで　あこさんの　おていさんとおんなじとこやわよ　私ら前にいたとこ　どうもなかったと

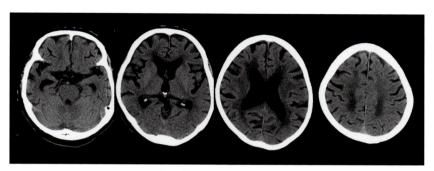

【図4】症例5：頭部CT

思てました　はいおおきに　はいはいはい
解説：構音は比較的明瞭で書き取れる発話であり，統辞構造もありそうだが，内容語が少なく情報量はほとんどない。突然話題がそれるというか，話しているうちに発話意図を忘れてしまう。1年後の発話はほとんど意味不明だが，明らかな新造語はない。

【症例5】（図4）
　70歳代右利き女性。発症10年を経過し，ADLはほぼ全介助のアルツハイマー病。
発話例：＜お元気やね＞　おげきで‥姉ちゃんなんですわ　私もね　やっぱりなんか　このこの人は　よう何しはんだった　このつきもっていらったんだんかに　兄さんと私と　とらたたたた　こんなんちゅうのそうで‥　兄ちゃんと私とや　あんたがや　よんが　はやくやく‥　はよしなさいよ　何をすんねやろ　言うてくれるから　姉さんがね　そやけど　ねん　きるるそうそう　きはるわ‥　お母ちゃん　かけてしもて　こっちでうつして　うつうつさなあかんで
解説：比較的機嫌のよいときの発話である。構音は比較的

良好で，概ね書き取れる発話であるが，一部には表記不能な部分も混じる。発話速度は普通である。姉ちゃん，兄さん，お母ちゃん，といった意味性変復パターンと思われる語の連鎖もある。また，しばしば語間代が認められる。一部に新造語がないわけではないが，典型的な新造語ジャルゴンとは明らかに異なる。

❷ 変性疾患ではなぜ再帰性発話や新造語ジャルゴンが少ないのか

筆者は以前，変性疾患の失語では再帰性発話が稀である原因について多少の論考を行った[48]。破壊された機能（あるいは部位）と保存された機能（部位）との極端なコントラストがCVDではみられやすく，変性疾患では基本的にびまん性に変性が及ぶことが多く，また病巣部位でもCVDのような完全な破壊には陥らない，という病巣の空間的な要因が症状の違いに関与している可能性を指摘した。さらに，言語の発話面の症状は陽性症状であり，陰性症状の足し算ではこれを解析できないことにも言及した。

ジャルゴンでも同じことがいえるように思われる。新造語ジャルゴンとは表現すべき概念や語彙表象（レンマ：lemma）は保たれているが，それに相当する語彙音韻形式が呼び出せない場合，しかも構音器官が健全で発話意欲も保たれているという条件の下で起こると考えられる。こうした事態は限局病巣のCVDでは起こりやすいが，多少ともびまん性病理を持つアルツハイマー病で，しかも相当に進行して言語症状が強くなった場合には，起こりにくいのではないだろうか。概念そのものの輪郭も不鮮明になっていることが多いであろうし，さらには発話意欲や構音器官も障害されている場合が多いため，典型的な新造語ジャルゴンにはならないと推測されるのである。そうした意味で

> **KeyWord**
> **＊語間代 (logoclonia)**
> 語音を無意味に反復する現象で，語の末尾を反復することが多い。進行したアルツハイマー病に特徴的とされたが，他の疾患でも生じる。保続としては間代性保続の一種である。

> **KeyWord**
> **＊レンマ (lemma)**
> Leveltの提唱による概念である。語彙の中にlemmaとlexemeの2段階のレベルがあると想定する。lemmaは意味と音韻形態を結合する役目を果たしており，文法的な情報が蓄えられている。音韻的形態はlexemeに蓄えられていると考える。

は，変性疾患でもより限局した病巣分布を持つ進行性失語や非アルツハイマー型認知症にジャルゴンがみられる可能性があり[51]，筆者も1例の経験（症例6）をしたが，それでも変性型認知症の経験数が相当に多くなっていることを考慮すると，CVDにおける新造語ジャルゴンの頻度と比べると格段に少ないと考えられる。

【症例6】（図5）

70歳代右利き男性。s/oレビー小体型認知症（dementia with Lewy bodies：DLB）。69歳頃から，夜間の異常行動や徘徊で発症した。MRIでは海馬領域の萎縮は著明ではなく，脳血流SPECTでは後頭葉にやや強調を持つ全般性の血流低下が認められた。次第に昼間にもせん妄を思わせる行動がみられるようになった。診察では礼節は保たれるも，多弁で支離滅裂な会話となることが多かった。

発話例1（発症3年後）：＜自分で困ったなと思うことはないんですか＞　あんまりないんですけどね　ただいろいろなあれがあんまり出てくるとですね　私もあんまり　それも力いっぱいやるほうがいいのかなと思ったりはしてたんですけども　それも必ずしもいいことはないですね。自分でもよく分からなんですけども　そういう少し多いのよりは私どもはより少ない方が　うまくいくような気がしてるんですけど　ちょっとこうおかしなことばかり…。

発話例2（発症4年後）：そらいいですけどね　ミガセスですか　いやわかりましたけどの　サクシのね　あれを　それがね明日が明後日，こんながシカットシタロウと　それがね　もうどうしてもこれは　ダイザ　そこでマズタザーレ　ダレゼーレがね　先生

解説：発話例1，2ともに構音は明瞭で発話量も多い。発話例1では，代名詞と空語句が多く意味不明で症例4，5

> **Key Word**
> *レビー小体型認知症（DLB）
> 頻度的にはアルツハイマー病（AD）に次ぐ変性認知症として注目を集めている。ADに比較すると記憶障害は軽いが，繰り返す幻視，注意覚醒レベルの変化を伴う認知機能の変動，パーキンソニズム，レム睡眠行動異常などを特徴とする。DLBでは些細な原因で，あるいは原因もなく，せん妄状態に陥ることがある。

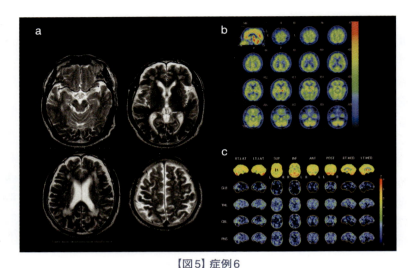

【図5】症例6
a：MRI T2強調画像，b：脳血流SPECT原図，c：3D-SSP画像

の発話と類似したempty speechであるが，発話例2では明瞭な新造語が出現しており，音韻変復パターンらしきものも認められる．

　変性疾患で新造語ジャルゴンが少ないことについては，病変部位の限局性という空間的な要因以外の，時間的な要因も原因として考慮する必要があるかもしれない．すなわちCVDでは健全な言語機能を持つ個体が突然に言語機能を奪われるという事態に見舞われるが，進行性失語では徐々に進行していくという違いがある．ジャルゴンを破局に対する一種の対処行動とみるLebrunの見解[9]もあながち的外れではないのかもしれない．

❸ 変性疾患とジャルゴンのまとめ

進行性の変性疾患では，表記不能型ジャルゴンや音節性

ジャルゴン，そして意味性ジャルゴンをみることはさほど稀ではないが，CVDでみられるような典型的な新造語ジャルゴンをみることは少ない。変性疾患でも発話意欲が保たれることはあり，機能低下した言語機能を背景に多くを発話しようとすればジャルゴンに陥ってしまうことは不思議ではない。語音発生装置にまで障害が及べば表記不能型ジャルゴンに，語彙や統辞機能がほとんど失われても語音産生が保たれていれば音節性ジャルゴンになる。しかし，意味性ジャルゴンはあっても新造語ジャルゴンは少ない。表出しようとする語彙表象は保たれるのに音韻出力辞書が壊れているか，音韻出力辞書に到達できないために，新造語として表出されるのが新造語ジャルゴンと考えられる。したがって，新造語ジャルゴンになるためには，さまざまな概念や語彙表象が保たれていることが必要なのではないか。変性疾患でジャルゴンを呈するようになる時期には，語彙と意味との連合が悪くなっているだけではなく，言語表出しようとする概念や語彙表象そのものが少なくなっているため，持ち合わせの語彙で代用しても話者に違和感がない。それが意味性ジャルゴンや「もの」「やつ」などの代用句や代名詞や空語句の多いempty speechなのではないかと思われる。

Ⅶ. ジャルゴンの病巣

① 新造語ジャルゴンの病巣 [10, 52]

　新造語ジャルゴンはWernicke失語の急性期に認められることが多いので，その病巣は基本的にはWernicke失語と同様であり，左側頭葉後部と頭頂葉を中心とした病巣（左中大脳動脈下行枝還流領域）が責任病巣である。ただ，ジャルゴンを呈するようなWernicke失語は重症であるこ

とが多いので，病巣はかなり広い範囲にわたることが多い。両側性病変の意義を強調するような主張もあるが，典型的な新造語ジャルゴンが左一側性の病変でも起こることは確実である。非優位側半球の病変が代償能力を奪い，失語の病像をより重度に，また回復不良にしているという意味で，ジャルゴンの持続に関与している可能性はあるが，少なくとも新造語ジャルゴンの成立に関する限りは両側性病変が必須であるとは考えにくい。

❷ 意味性ジャルゴンの病巣 [10, 40]

新造語ジャルゴンが比較的均一のまとまりを持った病態であることに比べて，意味性ジャルゴンの病態はやや多様であり，一概には論じられないところもある。しかし，Wernicke失語よりも超皮質性感覚失語で認められやすいことから，傍シルビウス裂言語領域は障害を免れている可能性が高い。また，病態が本来の失語以外に，右半球病変的な病態失認や多弁症的な傾向が加わっている場合は，両側性病変が病態に関与していることになる。

❸ 未分化ジャルゴンの病巣 [53]

未分化ジャルゴンは基本的に重度の失語であるから失語の主要因である左半球病巣は大きく，また多発性であったり，両側性であったりもする。筆者の分類による音節性ジャルゴンでは統辞産生も障害されているので，前方病巣や基底核病変も加わっていることが推測される。表記不能型ジャルゴンでは表記不能になる原因によって，病巣も異なってくる可能性が高い。

謝辞：Eggertの著作をお貸しいただいた川崎医療福祉大学の種村純先生に深謝いたします。

文　献

1) Alajouanine T : Verbral realization in aphasia. Brain, 79 : 1-28, 1956.
2) Kinsbourne M, Warrington EK : Jargon aphasia. Neuropsychologia, 1 : 27-37, 1963.
3) Rochford G : Are jargon dysphasics dysphasic? Br J Disord Commun, 9 : 35-44, 1974.
4) Weinstein EA, Cole M, Mitchell MS, et al. : Anosognosia and aphasia. Arch Neurol, 10 : 376-386, 1964.
5) Weinstein EA, Lyerly OG, Cole M, et al. : Meaning in jargon aphasia. Cortex, 2 : 165-187, 1966.
6) Weinstein EA, Puig-Antich J : Jargon and its analogues. Cortex, 10 : 75-83, 1974.
7) Weinstein EA, Lyerly OG : Personality factors in jargon aphasia. Cortex, 12 : 122-133, 1976.
8) Weinstein EA : Behavioral aspects of jargonaphasia. In : Jargonaphasia (ed Brown JW). Academic Press, New York, pp.139-149, 1981.
9) Lebrun Y : Anosognosia in aphasics. Cortex, 23 : 251-263, 1987.
10) 波多野和夫：重症失語の症状学―ジャルゴンとその周辺―. 金芳堂, 京都, 1991.
11) Lecours AR, Joanette Y : Linguistic and other psychological aspects of paroxysmal aphasia. Brain Lang, 10 : 1-23, 1980.
12) Marshall J, Robson J, Pring T, et al. : Why does monitoring fail in jargon aphasia? Comprehension, judgment, and therapy evidence. Brain Lang, 63 : 79-107, 1998.
13) Sampson M, Faroqi-Shah Y : Investigation of self-monitoring in fluent aphasia with jargon. Aphasiology, 25 : 505-528, 2011.
14) Maher LM, Rothi LJG, Heilman KM : Lack of awareness in an aphasic patient with relatively preserved auditory comprehension. Brain Lang, 46 : 402-418, 1994.
15) Shuren JE, Smith Hammond C, Maher LM, et al. : Attention and anosognosia : the case of a jargonaphasic patient with unawareness of language deficit. Neurology, 45 : 367-378, 1995.
16) Marshall J, Chiat S, Robson J, et al. : Calling a salad a federation :

an investigation of semantic jargon. J Neurolinguistics, 9 : 237-250, 251-260, 1996.
17) Zeman A, Carson A, Rivers C, et al. : A case of evolving post-ictal language disturbance secondary to a left temporal arteriovenous malformation : jargon aphasia or formal thought disorder? Cogn Neuropsychiatry, 11 : 465-479, 2006.
18) Wernicke C : Der aphasische Symptomencomplex : eine psychologische Studie auf anatomischer Basis Cohn & Weigert, Breslau, 1874（C.ウェルニッケ, 濱中淑彦, 訳：失語症候群―解剖学的基礎に立つ神経心理学的研究―．神経心理学の源流 失語編上（秋元波留夫, 大橋博司, 杉下守弘, ほか, 編）．創造出版, 東京, pp.109-134, 1982）．
19) DeWitt I, Rauschecker JP : Wernicke's area revisited : Parallel streams and word processing. Brain Lang, 127 : 181-191, 2013.
20) Postma A : Detection of errors during speech production : a review of speech monitoring models. Cognition, 77 : 97-132, 2000.
21) Marshall J : Jargon aphasia : What have we learned? Aphasiology, 20 : 387-410, 2006.
22) Schlenck KJ, Huber W, Willmes K : "Prepairs" and Repairs : Different Monitoring Functions in Aphasic Language Production. Brain Lang, 30 : 226-244, 1987.
23) Peuser G, Temp K : The evolution of jargonaphasia. In : Jargonaphasia (ed Brown JW). Academic Press, New York, pp.259-293, 1981.
24) Boller F, Vrtunski PB, Kim Y, et al. : Delayed auditory feedback and aphasia. Cortex, 14 : 212-226, 1978.
25) Kohn SE, Smith KL, Alexander MP : Differential recovery from impairment to the phonological lexicon. Brain Lang, 52 : 129-149, 1996.
26) Buckingham HW, Kertesz A : A linguistic analysis of fluent aphasia. Brain Lnag, 1 : 43-61, 1974.
27) Buckingham HW : Where do neologisms come from? In : Jargonaphasia (ed Brown JW). Academic Press, New York, pp.39-62, 1981.
28) Butterworth B : Jargon aphasia : processes and strategies. In : Current perspectives in dysphasia (eds Newman S, Epstein R).

Churchill Livingstone, Edinburgh, pp.61-112, 1985.
29) Miller D, Wllis AW : Speech and writing errors in "neologistic jargonaphasia" : a lexical activation hypothesis. In : The Cognitive Neuropsychology of Language (eds Coltheart M, Sartori G, Job R). Lawrence Erlbaum, New Jersey, pp.253-271, 1987.
30) Olson AC, Romani C, Halloran L : Localizing the deficit in a case of jargonaphasia. Cogn Neuropsychol, 24 : 211-238, 2007.
31) Olson A, Halloran E, Romani C : Target/error overlap in jargonaphasia : the case for a one-source model, lexical and non-lexical summation, and the special status of correct responses. Cortex, 73 : 158-179, 2015.
32) Moses MS, Nickels LA, Sheard C : Disentangling the web : neologistic perseverative errors in jargon aphasia. Neurocase, 10 : 452-461, 2004.
33) Eaton E, Marshall J, Pring T : "Like déjá vu all over again" : patterns of perseveration in two people with jargon aphasia. Aphasiology, 24 : 1017-1031, 2010.
34) Green E : Phonological and grammatical aspects of jargon in an aphasic patient : a case study. Lang Speech, 12 : 103-118, 1969.
35) 松田　実，藤吉健司，熊倉勇美，ほか：無関連錯語の意味性保続を呈した超皮質性感覚失語の1例. 失語症研究, 13 : 256-263, 1993.
36) 鈴木則夫，松田　実，長濱康弘，ほか：物は「ごはん」，場所は「三重県（または四日市）」．──一般名詞と地名で別の常同的語性錯語を使用したジャルゴン失語の1例──. 神経心理学, 28 : 160-168, 2012.
37) Blanken G : The production of stereotyped neologisms in aphasia : a case study. Aphasiology, 7 : 551-568, 1993.
38) Marshall J, Pring T, Chiat S, et al. : When ottoman is easier than chair : an inverse frequency effect in jargon aphasia. Cortex, 37 : 33-53, 2001.
39) 東川麻里，飯田達能，波多野和夫：語新作ジャルゴン失語における常同的発話について. 失語症研究, 21 : 242-249, 2001.
40) Brown JW : Case reports of semantic jargon. In : Jargonaphasia (ed Brown JW). Academic Press, New York, pp.169-176, 1981.
41) Robinson GA, Butterworth B, Cipolotti L : "My mind is doing it

all" : No "brake" to stop speech generation in jargon aphasia. Cogn Behav Neurol, 28 : 229-241, 2015
42) 山鳥　重：ジャクソンの神経心理学．医学書院，東京，2014.
43) Geschwind N : Disconnexion syndromes in animals and man. Brain, 88 : 237-294, 585-644, 1965.
44) 山鳥　重：神経心理学入門．医学書院，東京，p.195, 1985.
45) Eggert, GH : Wernicke's works on aphasia : a sourcebook and review ; early sources in aphasia and related disorders. vol.1, Mouton, The Hague, p.52, 1977.
46) Semenza C, Cipolotti L, Denes G : Reading aloud in jargonaphasia : an unusal dissociation in speech output. J Neurol Neurosurg Psychiatr, 55 : 205-208, 1992.
47) Hillis AE, Boatman D, Hart J, et al. : Making sense out of jargon : a neurolinguistic and computational account of jargon aphasia. Neurology, 53 : 1813-1824, 1999.
48) 松田　実：変性性失語と脳血管性失語．神経心理学, 26 : 264-271, 2010.
49) 梶野　聡，波多野和夫，田中邦明，ほか：老年期変性痴呆疾患におけるジャルゴン失語．精神保健研究, 45 : 37-43, 1999.
50) 松田　実：アルツハイマー型認知症の言語症状の多様性．高次脳機能研究, 35 : 312-324, 2015.
51) Caffarra P, Gardini S, Cappa S, et al. : Degenerative jargon aphasia : unusual progression of logopenic/phonological progressive aphasia? Behav Neurol, 26 : 89-93, 2013.
52) Kertesz A : The anatomy of jargon. In : Jargonaphasia (ed Brown JW). Academic Press, New York, pp.63-112, 1981.
53) 松田　実，鈴木則夫，生天目英比古，ほか：「未分化ジャルゴン」の再検討：症例報告と新しいジャルゴン分類の提唱．失語症研究, 17 : 269-277, 1997.

第Ⅱ章
錯語・ジャルゴンの臨床型

1. 音韻性錯語／形式性錯語

2. 意味性錯語／意味性ジャルゴン

3. 新造語／新造語ジャルゴン

4. 精神疾患における錯語様発話

第Ⅱ章 錯語・ジャルゴンの臨床型

音韻性錯語/形式性錯語

藤井会リハビリテーション病院リハビリテーション部　水田　秀子

> **臨床に役立つ ワンポイント・アドバイス**
> One-point Advice
>
> 　喚語過程においては，まず話したい内容に対応する語（彙）が選択され，次に，音韻の符号化という2段階の過程を経る（そのあと，音声符号化を経て構音運動へと至る）。音韻性錯語は伝導失語やWernicke失語にのみ生じるわけではない。また音韻の符号化過程における種々の機能の障害が音韻レベルの多様な音の誤りを来たし得るという視点が必要である。失語症臨床では，自発話・呼称・復唱・音読などにおいて，種々の誤りを観察するが，誤り内容を細かく分析・検討していくことで，障害の構造を見出すことが可能となり，さらには，セラピーの指針を得る道筋へもつながるだろう。

はじめに

　ここでは，音韻性錯語/形式性錯語を採り上げる。音韻性錯語は，語彙選択後の音韻の符号化過程において生じるが，この音韻符号化過程について紹介する。さらに音韻の符号化過程で生じると想定し得る種々の症状について記載する。

Ⅰ．音韻性錯語と形式性錯語

　音韻性錯語とは，個々の音は正しく構音されるが，音韻の選択に異常があり，目的音のかわりに別の音が産生され

るものであり[1]，実在語に音韻的に似た「非語（target-related neologism）」である。対して，形式性錯語とは，phonologically related real word errors[2] とも呼ばれるように，目標語に音韻的に似た実在語であり，従来は，語性・無関連錯語に分類されることが多かったものである[3,4]。では実際にどれほど似ていれば新造語や無関連語から区別できるのか。単に音素の種類が似ているだけでなく，Blankenはストレスパタン，シラブル（音節）の「数」なども考慮すべきとする。欧米語では1音節語が多く音節内構造が多様だが，日本語はモーラ数が多いことから，音節数は無視できないだろう。また，語頭・語尾・語中で音素の重みが異なる可能性もある。類似性の目安ということにとどまらず，誤りの位置で機序が異なる可能性の指摘[5] なども考えれば，平野ら[6] も指摘するように，操作的な算出方法を用いて，データを分析蓄積していくことが必要であろう。評価については，本書の第Ⅲ章を参照されたい。

Ⅱ．伝導失語と音韻性失名詞

① 音韻の符号化過程（図1）

音韻性錯語を主体とする失語には，伝導失語と音韻性失名詞がある。この二型を分かつため，まず音韻の符号化過程の仮説から入りたい[2,7~11]。

語の表出にあたっては，まず話そうとする概念（前言語概念）が形成される。文脈や状況なども勘案され，意図にもっともふさわしい語彙（lemma：意味的・統語的な情報を持つ）が探索され回収される。次に，これに対応する音韻・形態的な情報の活性化によって音韻の符号化が開始される。TOT現象（tip of the tongue phenomenon）や言い間違いの研究は，心的辞書から語の音韻的な形（例えば図2[12]

> **KeyWord**
> **＊TOT現象**
> 日常的によく経験する「ここまで出ているのに」語が出てこない現象を指す。当該語の何らかの音韻情報を持ち，想起意識を伴う。

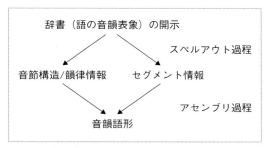

【図1】音韻の符号化過程の模式図

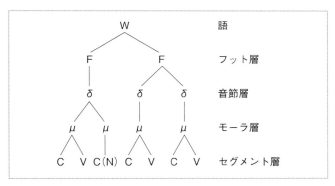

【図2】音韻構造の例（フット層を設けない想定もある）
（窪薗晴夫，太田　聡：音韻構造とアクセント．研究社，東京，pp.151-189，1998より改変）

のような）が全体として回収されるのではないことを示している。

　まず，語の形態的構造（音節・モーラ情報など）・韻律構造といった抽象的な語の枠組み・骨格の部分と，セグメント情報とが，別々に同時並行的に書き出される（スペルアウト）。韻律情報とは，文や句を担うプロソディ・抑揚などではなく，語単位（英語では強勢，日本語ではピッチ）のアクセントを指す。セグメント（分節音）とは，ここでは子音・母音などを指す。スペルアウトとは，言語学では

抽象的なレベルの表示がより抽象度の低い（より具体的な）レベルで表されることを指し，筆者はこれまで書き出し・具現化過程などの語を充ててきている。

次に，書き出されつつある構造枠へ個々のセグメントが順次挿入される（segment-to-frame）というアセンブリ過程（C, V, …のところへ，C-t, V-o,…と選択された音素が挿入される）を経て，次の音声符号化レベルで音韻が利用可能となる。

Nickelsによれば，このsegment-to-frameの過程で多くの研究者が暗黙裡に採用しているのが，Shattuck-HufnagelのSlot-and-Filler仮説である[2, 13, 14]（これにはDellら，Saffranに反論あり）。Slot-and-Filler仮説には大きく，Scan-Copierとモニター機構という仕組みがある。音節構造とセグメントがスキャン（走査）され，構造の中の各スロットへ，活性されたセグメント群からセグメントが選択され，順次，コピーされていく。また，モニターにより，不適切なものが控除されたり，すでにコピーされたセグメントが重ねてコピーされたりしないよう，チェックされていくというものである。

❷ 伝導失語

伝導失語の音韻性の誤りは，自発話，呼称，復唱，音読，仮名書字といった表出面全般に認められ，「接近行為（conduite d'approche）」を特徴とする。また語長効果（長い語のほうが誤りが多くなる）を認める。伝導失語は，上述のsegment-to-frameの過程での障害で生じるとされ，広く知られる認知神経心理学の検査，SALA失語症検査（Sophia Analysis of Language in Aphasia：SALA）の理論的基盤となるモデル[15]でも，「phonological assembly（訳語：音韻出力配列）」のボックスが想定され，伝導失語の障害

> **◆KeyWord**
> **＊接近行為**
> 伝導失語などに特徴的な接近行為だが，これには，少なくとも，目標の「語形」が頭に浮かんでいる（との感覚を持つ）こと，音韻語形を保持し続けながら，自己の発話をモニターしチェックする，ことなどを要する。（目標語形が「消えてしまう」と言い，接近行為をやめてしまう例もある。

【表1】音韻性失名詞の呼称例

[呼称例]
せんす → え, せ, せん, せ, ん, せん・・・せん, しゅ・・・せんす, あ！せんす！
ふくらはぎ → これは, くく, また言いにくい, く, くらはぎ, かなんか言わなあかん・・
　　　　　　（ふくらはぎですね）ふくらはぎ, はい

（　）内は検者

はここで生じると考えられている。このボックスをバファとみなせば，音素を選択し，特定された韻律的な構造へと組み立てる際の一種の作業の場ともみなしうる。この段階での不具合（選択ミスや順序の誤りなど），あるいは（作業中での）急速な減衰によって，誤りが生じることになる。長ければ長いほど，この段階での不具合は生じやすくなるので語長効果が生じることとなる。伝導失語は左上側頭回〜縁上回〜中心後回の皮質・皮質下損傷で生じるとされる[16]。

❸ 音韻性失名詞[17]

呼称・自発話・音読に音韻性の誤りを認めるが，復唱は基本的に保たれる。呼称・自発話・音読で，顕著な「音形の探索」を認めるが，いったん目的の音形にたどり着けば，難なくそれを繰り返せるのが特徴である（**表1**）。頻度（親密度）効果が認められる。

停滞が著しく「非流暢」な印象を与えたり，「音形の探索」を途中であきらめ不完全な音形で終わる場合もある。重度では，「わかってるんだけど」と訴えながらもほとんど無反応，または少数の音断片しか産生できない場合もあるが，この場合も語の復唱ははるかに容易である。経過で徐々に「接近行為」が目立つようになることもある。側頭葉後部から頭頂葉下方に至る病巣が認められる。伝導失語，Broca失語などと合併する場合も多い。

語（lemma）の回収それ自体はできているが，音韻情報の開示になかなかつながらない。音韻辞書の活性度が低いとの仮定も成り立とう。語形聾（word form deafness）を合併する例もあり，入出力両面に共通する辞書レベルの機能低下が想定される例もある[18]。

> **KeyWord**
> ＊語形聾
> 認知神経心理学で音韻入力辞書の障害あるいはそれへのアクセスの障害を指す。語彙性判断（聞いた語が日本語にあるかを問う）で低下がみられる。

Ⅲ．形式性錯語例

自発話・呼称・漢字音読で形式性錯語を認めるが，復唱は保たれる例と，復唱での形式性錯語例とがある。既報告例の多くは，後者である。

❶ 復唱が保たれる例[19]

症例は，70代女性，右利き（左利き素因あり）。発症7ヵ月後の検討である。CTで左下・中側頭回を主とする側頭葉，被殻など深部に及ぶ広範な低吸収域を認める。復唱は良好（8文節文・無意味5モーラ可能）。理解も標準失語症検査（Standard Language Test of Aphasia：SLTA）口頭命令8/10，書字命令10/10と良好であった。呼称や自発話で，多様な錯語・音断片・不完全な音形も多く認めた。形式性錯語は頻度の影響があった。意味性錯語は持続した。

【表2】形式性錯語の呼称例

[呼称例]		
テレビ	→	て……毎日みてるのに。外国語ですねえ…（ヒント：て）……（てれ）……
電信柱	→	で……でん…でんわ…でんばし，え？
カニ	→	**シカ**，じゃないわ，**カシワ**……か…か…
おにぎり	→	…おに……お鍋やないわ，**おにしめ**…じゃない，おにし，おにぎり
ラケット	→	…らけっ，**ばけっ**……

下線：部分反応・音断片，太字：形式性錯語
（水田秀子，藤本康裕，松田　実：音韻性失名詞の4例．神経心理学，21：207-214, 2005より転載）

表2に呼称例を示す。

　形式性錯語は,過去にはjargon homophonesとも称され,新造語がたまたま実在語となったとされた。Dellら[20]は,意味レベル・語彙レベル・音韻レベルの各ノード間の相互活性モデルで,形式性錯語のシミュレートに成功した(ただし,復唱での形式性錯語例であるが)。一方で,相互活性によらずとも,非語より語が産生されやすいことを発話産生前の内的なチェック機構によって説明可能とする説もある[7〜9]。ちなみに,Postma[21]によれば,発話産生までには11種のフィードバックやモニターがあるという。Best[22]は,音韻辞書における近隣語へのミスマッチか,と推定したが,形式性錯語の頻度が目標語の頻度よりも高い[23]点は,これを支持し,形式性錯語の存在が,辞書が音韻類似性ないし近隣性に従って組成(Corstenら2007[24]より引用)されている可能性を示唆するように思われる。なお,大槻[25]は呼称での形式性錯語の発現に,島の関与を指摘している。

❷ 復唱での「語」への誤り

　復唱に意味性錯語を呈する失語例は,深層失読になぞらえ「深層失語」と呼ばれ,Dellら[20]の相互活性モデルにおいて,語彙レベルと音韻レベルとの双方向性の流れを強く裏付ける現象とみなされている。深層失語では,意味性錯語同様に,あるいはそれよりも多く形式性錯語を表出する。

　ところで,Martin[26]が精査しシミュレートした症例NCは,「(聞いた語が)消えてしまう」と訴え,筆者の自験例でも同様の内省があり,かつ「(語形が)消えた」と言いつつも,当該語を指せたり,ジェスチャーや迂言で示せたりするのが特徴的であった[18,27,28]。Katzら[29]も,自験例が「言われたことは知っているが,言葉が何であったかは忘

れたと述べた」と記載している。Howardら[30]は，症例MKが語音の弁別は保たれたが聴覚語彙性判断が85％と低下し，入力側の障害すなわち音韻入力辞書レベルの障害を示唆すると指摘した。筆者の自験例の検討においても，語形聾を確認し報告した。

　筆者の自験例では，「消えた」語の痕跡から語を「再生」し，それが正しい場合（課題語：手紙 → …忘れました……あの，出すやつですよね？　あっ，手紙）もあれば，目標語に至らない場合（じゃがいも → …ながいも？）もある。あるいはまた，入力音韻辞書での機能不全は音韻近隣語への聞き誤りをもたらし，聞き誤った語を「そのとおり」復唱している場合も想定される。自験例の復唱での形式錯語例では，逆語長効果（長い語のほうが誤りが少ない―競合する語の候補が少ないため）が認められた。

IV. 音韻の符号化過程における種々の障害

　以下に音韻の符号化過程における障害が想定される症例を示す。

❶ モーラ数（または音節数）を答える症例（内山ら2011）[31]

　症例は，60代男性で，交通外傷により右中下側頭回を中心とするMRI異常信号を認めた。理解は，SLTAで口頭，書字命令とも6割程度可能，表出は呼称，語列挙の成績不良が目立った。復唱・音読は，無意味音節も含めて良好であった。

[呼称例]

エプロン → これは女性のあれやな　あのー　何とかロン，
　　　　　4本…4つの文字で（ヒント：エ）　あーそうか，
　　　　　エプロンか

こたつ → これなー，夏の‥冬場の，あれ3文字で。3文
　　　　字やったな，こんなん必ず家庭に1個あるはずや
　　　　のに（ヒント：こ）　こ？　こた，こたつか！

　呼称200語で正答は，84語，総エラー数136のうち，モーラ数を答えたのが最多で51％（うち3/4は正しい数）だったという。迂言が29％，音韻性錯語はまれだった。

❷ 音節構造，韻律構造の一致する語を表出した症例（平野ら2010）[6]

　症例は，60代女性。脳梗塞で発症し，左側頭-頭頂葉を中心に島皮質，上・中側頭回，縁上回と深部白質を含む病変を認めた。復唱は保たれた。呼称は錯語に富み，多い順に，新造語・意味性錯語・音韻性錯語・無関連錯語・形式性錯語・混合性錯語で，新密度効果・語長効果を認めた。特筆すべきは，目標語と音節構造，韻律構造の一致する新造語・音韻性錯語が多かったという点である。

［呼称例］
チューリップ　/tSu:.riQ.pu/　CV'V.CVC.CV

　　→ ピージャック　/pi:.dZaQ.ku/　CV'V.CVC.CV

　さらに，本例では呼称で誤っても，その音韻形式（モーラ数や特殊拍の有無など）を問うと，ある程度これを答えることができている。なお，上記：C（子音）V（母音）．（音節境界）の形式は，図2のような語の音韻構造を線状に書き（'はアクセント核），そこに，セグメントを挿入すれば／　　／のかたちを成すわけである。平野らは，音節構造・韻律構造は書き出せたが，セグメントが書き出し得なかったと解釈している。

　上記2例は，語の枠組みが，セグメントと分離して書き出されるという仮説（図1）を支持するケースと言えよう。内山例も平野例も，復唱では符号化に支障なく，呼称では

枠組みは書き出せる一方で，セグメント情報は辞書から引き出せなかった点は共通するが，その表れ方は全く異なる。こうした症例の積み重ねから，辞書レベル（の音韻情報）との「照合」・音素の「賦活」・「選択」といったメカニズムの詳細が明らかとなると期待される。

❸ アクセントの異常を呈した症例（数永ら 2015）[32]

症例は，50代女性，交通外傷。MRIで左の頭頂・側頭葉を中心とする新鮮梗塞，右の後頭葉に陳旧性の梗塞巣を認めた。発話は文レベルだが，喚語困難，音韻性錯語の他，音断片，音の接近行為，中断，音の引き延ばし，ピッチの異常によるアクセント障害を認めた（例を表3に示す）。家族・本人とも「中国人みたい」と言った。呼称・仮名の音読でもピッチアクセントを誤った。理解面は良好であった。復唱では引き延ばしや分節化が認められたが，ピッチを模倣することはでき，語のピッチの正誤も判断可能だった。

SALA親密度別呼称検査で，ヒント後も含めて高親密度語が43語，低親密度語が31語を正答，そのうちピッチの誤りは7語と13語に認めた。いったん正しいピッチにたどり着くと，その後は正しく表出できた。

本例では，特異的に韻律情報が書き出せず，そのためにピッチ異常となったが，ピッチが提示されれば再現可能だったと想定される。セグメントは骨格部分の書き出しの

【表3】アクセント異常の表出例

[自発話例] わたしも，はや，速く言うから，なんかわからんけど，あの，い，あの，ゆっくりー，言ったらー，ちょっとはー，みんなに，わ，わ，わかってくれるかなっと思うけど，み，み，あの，む，むずかしいことばが，やっぱりなー，ちょっとあ，あかんですねー

[呼称例] つくえ → つくね，つくね，つ，ちゃうわ，つくれ，つく，つくね，ちゃうわ，つくれ，つくろ，つくね，ちがう，つく，つくえや，つくえ

異常により,付随的に表出され難くなったのかもしれない。

Aichertら[33]は,ドイツ語話者で,発語失行なくストレスパタンの「付与」の異常を呈した例を報告している。

Ⅴ. 音韻の符号化過程での解釈が可能か?

Ⅳの❶❷では,音節構造・韻律構造という語の枠組みのみが書き出されたと想定し得たが,では,その逆はどのような病態となるのだろうか。

❶ 後方での「非流暢」例-1 [18, 28]

症例は,90代右利き男性。MRI拡散画像にて側頭葉外側部から頭頂葉にかけての散在性の病変を認めた。発話量は多くないが,統辞構造に富み,疎通性が高かった。喚語困難が顕著で,音韻性錯語,言い直し,引き伸ばしながら話し,歪みも認めた。ピッチも異常となりがちで,しばしば中断した。入院4日目のSLTAでは,口頭命令が6/10,書字命令が9/10,と理解は良好であった。呼称は17/20で語彙そのものは全問で出ていた。復唱は単語が9/10,短文で0/5であった。仮名の音読では,音の引き伸ばしは激減し,歪みもまれだった(SALA無意味語の音読[2〜5モーラ]:50/56)。oral diadocho kinetic abilityはほぼ問題なく施行できた。自発話と呼称の例を示す(表4上)。

❷ 後方「非流暢」例-2 [18]

症例は,60代右利き女性。被殻出血により頭頂葉皮質下に広範な病巣をみとめた。発症2ヵ月時の検討を報告したが,7年後に骨折にて再入院時の発話例を示す。例えば,「先生の顔,こないだから見てなかったんで,ずっとお休みなんかなあ,とか思ってたんやけど」と,よどみなく言

【表4】後方の非流暢性発話例

```
<例-1>
[自発話の例] [お子さんはどこに住んでらっしゃる?] えー, ひ, ひ, ひの, ひの, ひのー
しま (広島) と, けんだい (仙台) と... それと, かくーがわ (加古川) と, それだけです.
[呼称例] 本 → ふ, ふ, ふ—んし—ふ, ふー…えっ?…ふ, ふ, これどない言う, ふ, ふ…
ふし……ふ, ええ?……ふう——んですか
新聞 → し, し—ん, ぶ, ん, しんぶんでんな

<例-2>
[自発話での渋滞例] あのー, なんて言うの?…やっぱり, しゅーがつ, しゅ, ひゅーがつ,
正月…とか
```

太字:努力的で,ピッチの上下を伴う,下線斜体:歪み

える反面,言いにくい際には,表4下のような探索や歪みがでた。

　後方病変での「非流暢」例をまとめると,理解は良好,喚語(自発話・呼称)において渋滞,探索,引き延ばし,時に歪みがあり,大きく軽減はするが復唱にも認められた。いったん正答に至れば正しく繰り返せる点が特徴的であった。復唱では形式性錯語も認めた。音韻抽出課題は不良であった。

　これは,スペルアウト過程の障害,ことに音節構造・韻律構造でのスペルアウトの障害に主因があるように思われる。枠組みが不安定あるいは正しく構成されないために,枠組みへと個々のセグメントがはめこめず,努力感,時に歪みや引き伸ばしなどが表れるのではないか。仮名音読の良好さや,訓練で,あらかじめ分節する方法が表出の安定につながった点はこれを支持する所見であろう。

　左中心後回皮質・皮質下,縁上回,上側頭回後部の梗塞巣病変を持つ一例で,大石ら[34]が文レベルの発話だが,音韻性錯語が頻発,速度の低下,音の引き延ばし,歪みな

どが，呼称・復唱・音読に発現する例を報告している（復唱例：机 → つくき，く，くり，つすりぇ，くす，つくえ）。大石らは，上述の2症例との共通性に言及している。

❸ logopenic型進行性失語例

自験例を提示する[35]。2例とも神経学的所見に異常なし。症例Aは80代女性，MRIにて，びまん性の脳萎縮ならびにシルビウス裂開大，SPECTで左側頭葉後方部に血流低下を認めた。症例Bは70代女性，SPECTにて左側頭葉に血流低下を認めた。いずれも，1〜2年前より言葉が出にくくなった。理解は良好でSLTA口頭命令で5/10。呼称では，音韻的な誤りを認め，無反応も多く頻度効果があり，頻度が低いとまったく出てこなかった。復唱では，語で形式性錯語，文で文節の脱落・意味的に似た置き換えがみられた（**表5**）。2例とも，logopenic型進行性失語（logopenic progressive aphasia：LAP）の診断基準[36]を満たす例であった。

2例の呼称での誤り方，また石丸ら[37]の例（魚 ⇒ さき，さに，さな，さかな），小川ら[38]の例（トランポリンに対して ⇒ あ，あれか，ぽんぽん飛ぶやつ，えーと，んーと，

> **⬧ KeyWord**
> **＊logopenic型進行性失語**
> 少なくとも発症後2年以内には言語以外の認知機能や社会行動に異常が認められない変性疾患例に対する臨床診断として原発性進行性失語がMesulamにより提唱された。下位分類として，非流暢/失文法型，意味障害型，logopenic型，の3型が提唱されている。

【表5】logopenic型進行性失語の発話例

[呼称例] 症例A：	たいこ → たい，たいこい，た…たい，とい…
	ちょうちん → ……（ヒント：ちょ）ちょー，ちょうてん，ちょうちん
症例B：	しか → …し…し…しいたけ違うし…
	ちょうちん → ちょ，何言うの…
[復唱例] 症例A：	友達に手紙を出した → 友達に，友達に はしを出した，違うわ，友達に何かを出した……手紙？
症例B：	私の家に田舎から大きな小包が届いた → わたしの田舎から大きな何？…家が…

あれは，んーと，と，と，とりん，とりんぽ，とらん，とら…）での誤り方，さらには，検者が「トランポリ」まで提示すると「トランポリ，トランポリ，トランポリン」と正確に繰り返せる様子など，音韻性失名詞の特徴と一致する．また，経過を追った石丸例はさらに一年後には，自己修正をしても目的語に到達できなくなったという[37]．この，進行に伴って「語」が「乏しく」（fluent but sparse）なる過程は，無反応や音断片のみとなる音韻性失名詞の重度例に通じ，音韻性失名詞の重→軽の経過と，逆の進行とも推測された．また復唱での誤りについては，語形聾との関連が指摘できる．

Hodgesらのグループが報告した後方の原発性進行性失語（primary progressive aphasia：PPA）の純粋「失名詞」例[39]は，音韻の不活性化が機序であるとされ，この症例は，5年後にも意味理解の低下はゆるやかで，呼称では心像性効果ではなく頻度効果を認めた．小川らがLPAにおける言語性スパンの低下が言語の音韻的側面における障害の原因なのか，結果なのか分からない[37]とすることに筆者も賛成である．Knottらはまた，上記PPA例のSTMの障害が辞書レベルの音韻の問題によると指摘した[40]．LPAの中に，自験例のように，辞書レベルでの音韻の障害が指摘できる例が存在するようである．

❹ 音韻配列の制約逸脱例か

自発話では，流暢に錯語も少なく「自分が聞いてるときは　ある程度，自分の気持ち通り，ある程度モノ言えんねんけどな」のように，文レベルで話すが，一方で，課題場面では，著しく努力的になり，真似のしにくい音の羅列となる例を経験した[41]．**表6**に示す．

言語には共通して，同時にそれぞれの言語固有に，音韻

> **KeyWord**
> **＊音韻（音素）配列の制約**
> 音韻構造に現れる音素の配列には，許される連鎖の型がある．世界共通にみられる普遍的な制約の他に，英語は語頭に3子音の連続を許容する（例：strike）が，日本語では，語頭を含む音節の初めに1つの子音（または0）しか許されない，といったその言語だけが持つ制約がある．

【表6】音韻配列の制約を逸脱したと推定される発話例

［呼称例］眼鏡 → おひぃね・・おひぃーぎにおん（ヒント：め）おれじに，おれふぃに 　　　　　　犬 → これが・・けぺす・・ぺれす，これなあ―（ヒント：い）あ，えふへりぃ
［音読例］本 → せぽ・・しぇ・・しぇびきけぬ
［復唱例］ジュース → しぇーら，しゃぇーが，しげーら，しふら

（音素）配列の制約があり，新造語であってもその言語の配列規則を逸脱しないとされる[9, 23]。新語など初めての音の連続を聞いたときに，意味が分からなくてもそれを日本語らしいと判断するのは，日本語の音韻制約に添ったものであるかどうかによるという[42]。我々は，外来語を受け入れる中で，例えば，促音の後の有声音（「ベッド」）を許容したり，teaをカタカナ表記で「ティ」と書きあらわし，「それらしく」発音もするが，かつてはこれらを発音できず，渋滞あるいは「歪む」高齢者をよく経験したものである。我々の耳（脳）はこうした逸脱した音素の連鎖をどう「聞く」のだろう。本例，また前述の症例の中にも，日本語の配列の制約を逸脱したか，とみなせる発話部分があるように思われる。

おわりに

以上，音の誤りと考えられる症状についてみてきた。筆者は言語聴覚士であり，自験例においては，想定される障害に応じてセラピーを施行し，手応えを実感してはいる。ただ，言語学・言語心理学などの知識はなんとも浅い。失語臨床での仮説の検証は，症例の蓄積による以外にないとも言える。今後，音韻の符号化に関わる諸症状が，さまざまに検討されることで，セラピーの立案・検証に耐え得るモデルが修正・洗練されることを願ってやまない。

文　献

1) 山鳥　重：神経心理学入門．医学書院，東京，1985．
2) Nickels L：Spoken word production and its breakdown in aphasia. Psychology Press, East Sussex, 1997.
3) Blanken G：Formal paraphasias：A single case study. Brain Lang, 38：534-554, 1990.
4) Blanken G：Lexicalisation in speech production：Evidence from form-related word substitutions in aphasia. Cogn Neuropsychol, 15：321-360, 1998.
5) Wilshire CE, McCarthy RA：Experimental investigations of an impairment in phonological encoding. Cogn Neuropsychol, 13：1059-1098, 1996.
6) 平野　綾，奥平奈保子，金井日菜子，ほか：呼称において多彩な錯語を呈した流暢型失語の1例―誤反応分析を中心に―．高次脳機能研究，30：418-427, 2010.
7) Levelt WJ：Accessing words in speech production：Stages, processes and representations. Cognition, 42：1-22, 1992.
8) Levelt WJ, Roelofs A, Meyer AS：A theory of lexical access in speech production. Behav Brain Sci, 22：1-38, 1999.
9) Butterworth B：Disorders of phonological encoding. Cognition, 42：261-286, 1992.
10) Meyer AS, Belke E：Word form retrieval in language production. In：The Oxford Handbook of Psycolinguistics（ed Gaskell MG）. Oxford University Press, New York, pp.471-488, 2007.
11) 水田秀子：語の産生過程をどう考えるか．神経心理学，22：247-251, 2006.
12) 窪薗晴夫，太田　聡：音韻構造とアクセント．研究社，東京，pp.151-189, 1998.
13) Costa A, Alario F, Sebastián-Gallés N：Cross-linguistic research on language production. In：The Oxford Handbook of Psycolinguistics（ed Gaskell MG）. Oxford University Press, New York, pp.531-546, 2007.
14) 正木信夫：音声科学から発話障害へのアプローチ．高次脳機能研究，27：170-176, 2007.
15) Whitworth A, Webster J, Howard D：A Cognitive Neuropsycho-

logial Approach to Assessment and Intervention in Aphasia : Aclinician's guide. 2nd ed, Psychology Press, New York, 2014（長塚紀子, 監訳：失語症臨床の認知神経心理学的アプローチ—評価とリハビリテーションのためのガイドブック. 協同医書, 東京, 2015）.

16) 大槻美佳, 相馬芳明：伝導失語. 神経内科, 68（特増 5）：208-214, 2006.
17) 水田秀子, 藤本康裕, 松田 実：音韻性失名詞の4例. 神経心理学, 21：207-214, 2005.
18) 水田秀子：「音韻処理過程」再考. 神経心理学, 28：124-132, 2012.
19) 水田秀子：多彩な錯語を呈した「失名詞」失語：形式性錯語を中心に. 高次脳機能研究, 26：8-15, 2006.
20) Dell GS, Schwartz MF, Martin N, et al. : lexical access in aphasic and nonaphasic speakers. Psychol Rev, 104 : 801-838, 1997.
21) Postma A : Detection of errors during speech production : a review of speech monitoring models. Cognition, 77 : 97-131, 2000.
22) Best W : When racquets are baskets but baskets are biscuits, where do the words come from? A single case study of formal paraphasic errors in aphasia. Cogn Neuropsychol, 13 : 443-480, 1996.
23) Saffran EM : Word retrieval and its disorders. Cogn Neuropsychol, 16 : 777-790, 1999.
24) Corsten S, Mende M, Cholewa J, et al. : Treatment of input and output phonology in aphasia : A single case study. Aphasiology, 21 : 587-603, 2007.
25) 大槻美佳：言語機能における島の役割. 神経心理学, 30：30-40, 2014.
26) Martin N : Repetition disorders in aphasia : theoretical and clinical implications. In : Handbook of Neuropsychology, Vol. 3. 2nd ed (ed Berndt RS). Elsevier Science, Amsterdam, pp.137-155, 2001.
27) 水田秀子：語の障害からみる言葉の仕組み. 神経心理学, 32：134-143, 2016.
28) 水田秀子：その音の誤りはどこから来るものか. 高次脳機能研究, 27：160-169, 2007.
29) Katz RB, Goodglass H : Deep dysphasia : Analysis of a rare form of repetition disorder. Brain Lang, 39 : 153-185, 1990.

30) Howard D, Franklin S : Missing the Meaning? A Cognitive Neuropsychological Study of Processing of Words by an Aphasic Patient. MIT Press, Cambridge, 1989.
31) 内山良則, 吉村政樹, 永安 香, ほか：呼称障害に音韻想起の脆弱さが推測された流暢性失語の2例. 神経心理学, 27：335, 2011.
32) 数永友香, 水田秀子, 福島千鶴, ほか：ピッチの異常によるアクセント障害を呈した流暢性失語の一例. 高次脳機能研究, 36：106, 2015.
33) Aichert I, Ziegler W : Segmental and metrical encoding in aphasia : Two case reports. Aphasiology, 18 : 1201-1211, 2004.
34) 大石如香, 丹治和世, 斎藤尚宏, ほか：非流暢発話を呈した伝導失語例. 高次脳機能研究, 35：370-378, 2015.
35) 水田秀子, 武田景敏, 安宅鈴香, ほか：logopenic型進行性失語2例の言語症状. 神経心理学, 29：293, 2013.
36) Gorno-Tempini ML, Hillis AE, Weintraub S, et al. : Classification of primary progressive aphasia and its variants. Neurology, 76 : 1006-1014, 2011.
37) 石丸美和子, 真田順子, 小森憲治郎, ほか：伝導失語の要素を伴った進行性流暢性失語例の経時的検討. 神経心理学, 23：144-150, 2007.
38) 小川七世, 西尾慶之：logopenic progressive aphasia―第3の原発性進行性失語症. 神経心理学, 26：294-303, 2010.
39) Graham K, Patterson K, Hodges JR : Progressive pure anomia : insufficient activation of phonology by meaning. Neurocase, 1 : 25-38, 1995.
40) Knott R, Patterson K, Hodges JR : The role of speech production in auditory-verbal short-term memory : evidence from progressive fluent aphasia. Neuropsychologia, 38 : 125-142, 2000.
41) 山本重典, 西嶋卓道, 水田秀子, ほか：自発話と呼称・復唱の様態に乖離がみられた流暢性失語の一例. 高次脳機能研究, 37：32, 2017.
42) 柴谷方良, 影山太郎, 田守育啓：言語の構造―理論と分析―音声・音韻篇. くろしお出版, 東京, 1981.

第Ⅱ章 錯語・ジャルゴンの臨床型

意味性錯語 / 意味性ジャルゴン

岡山県立大学保健福祉学部保健福祉学科　中村　光
県立広島大学保健福祉学部コミュニケーション障害学科　津田　哲也

> **臨床に役立つ　ワンポイント・アドバイス**
> One-point Advice
>
> 　意味性錯語（semantic paraphasia）は失語の代表的症状の1つである。意味障害を示す患者において出現しやすい。その発現メカニズムとしては，意味の分散モデルを措定して，一部の意味属性の喪失または不活性として説明する説が有力である。Alzheimer病やsemantic dementiaで多発することもこれを裏づける。一方で，意味性錯語の発生率と失語重症度や失語型との関連は弱く，意味性錯語は意味障害がなくても出現する。呼称過程における意味−語彙−音素モジュール間の相互作用を想定する相互活性化モデルは，非意味障害例における意味性錯語を説明するのに有力である。
> 　意味性ジャルゴン（semantic jargon）は単語の誤用（語性錯語）の頻発によるジャルゴンと定義され，優勢な語性錯語は意味性でなく無関連性である。意味性変復パターンといわれる，意味的に類似の語群が変化しつつ反復出現する現象を示す。かなり稀な病態であり，責任病変部位や発現メカニズムは明らかでない。

Ⅰ．意味性錯語

① 定義

　意味性錯語（semantic paraphasia）に明確な定義はない。目標語（例：トラ）に対する範疇語（ライオン），上位語（動物），下位語（アムールトラ）のみを意味性錯語と扱う場合もあるが，一般的には状況語（ジャングル）や連想語（は

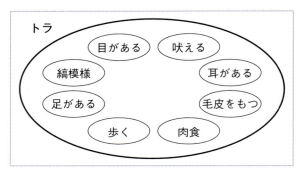

【図1】「トラ」を構成する意味属性のイメージ

く製)なども含めて意味性錯語とすることが多い。目標語とどのように,どのくらい近似していれば意味性錯語というのか,あいまいな面があることは否めない。

❷ 意味障害による意味性錯語
1) 分散モデルと意味性錯語

意味性錯語は意味障害を示す患者において出現しやすい。意味システムの構造モデルとして現在一般的なのは,分散モデル (distributed model) である。分散モデルでは,項目の意味はより小さな意味ユニットである意味属性 (semantic feature) の集合であると仮定する。例えば図1に示したように,「トラ」の意味は「目がある」「歩く」「縞模様」などの複数の意味属性から成ると考える。他の項目と共有される意味属性の多寡が,項目間の意味的関連性・意味的距離を決定する。「トラ」であれば,「ライオン」とは多くの意味属性を共有し,「イヌ」「スズメ」「鉛筆」になるにつれ共有する意味属性は減少する。それが意味的な関連性の乏しさ,意味的な距離の遠さとして認識される。

発話に際して当該項目の意味システムにアクセスした時に,これらの意味属性の一部が喪失していたり,十分に活

> **KeyWord**
> ＊意味システムの構造モデル
>
> 代表的なものに,階層的ネットワークモデルや活性化拡散モデルがある。神経心理学の分野では,Goodglassら[1]の意味野 (semantic field) のモデルも知られている。

性化されないと錯語が生じることになる。ただし、これらの意味属性は均質なものではない。意味属性の代表的な下位分類として、弁別的（distinctive）属性と共有的（shared）属性の区別がある。前者は、当該項目に特有の属性、当該項目を他から区別するような属性で、「トラ」であれば「縞模様」などが代表的である。一方後者は、多くの類似の項目で共有される属性で、「トラ」であれば「目がある」「歩く」などが当てはまる。両者は脳損傷に対する頑健性が異なり、共有的属性は内部相関が高く、共起され反復されるので損傷されにくいが、弁別的属性は脳損傷に脆弱とされる[2〜5]。図1の「トラ」でいえば、「トラ」の絵をみても「縞模様」や「肉食」が活性化しないと、「ライオン」や「イヌ」などの錯語になる。しかし、「目がある」「歩く」などは障害されにくいので、錯語は意味的関連語（動物）の範疇に留まる。

2）変性性認知症と意味性錯語

　意味性錯語は、Alzheimer病（AD）やsemantic dementia（SD）でも顕著にみられる。失語における意味性錯語は、一部の意味属性の非活性または意味属性を利用する実行過程の障害[6]（トラ＝縞模様という意味属性が失われたわけではないが、呼称課題の際に十分に活性化されない）と考えられよう。一方で、意味属性が進行性に喪失すると考えられているADやSDにおいて、前述のような仮説は理論化されてきた。

　表1は、Hodgesら[7]が報告しているSD例の呼称反応の経過である。意味属性のうち弁別的属性から喪失したため、「ゾウ」がより一般的な大型哺乳類である「ウマ」になり、一方で共有的属性は比較的保たれるため、進行した状態になっても「動物」と呼称できたと考えられる。なお、生物カテゴリーでは多くの意味属性がカテゴリー内で共有され

【表1】Semantic dementia（進行性失語）における呼称反応の経時的変化

	初回	6ヵ月後	12ヵ月後	18ヵ月後
ゾウ	ゾウ	ウマ	ウマ	動物
シマウマ	ウマ	ウマ	イヌ	イヌ
ライオン	イヌ	イヌ	イヌ	動物
七面鳥	ハクチョウ	鳥	ネコ	動物
ナシ	ナシ	リンゴ	タマゴ	食べ物

(Hodges JR, Graham N, Patterson K : Charting the progression in semantic dementia : Implications for the organisation of semantic memory. Memory, 3 (3-4) : 463-495, 1995をもとに作成)

るのに対し，非生物カテゴリーでは共有される属性は少ないとされる[5,8]。例えば，「動物」のカテゴリーでは，ほとんどの項目が「目がある」「歩く」などを共有するのに対し，「道具」のカテゴリーでは，各項目（「鉛筆」「下敷き」「うちわ」など）はそれぞれ形も色も機能も異なっている。この仮説は，前記のような呼称反応の経時的変化が，生物カテゴリーで典型的にみられ，非生物カテゴリーでは明らかでないことを上手く説明する。また，カテゴリー特異性障害の多くが生物カテゴリーで生じること[9]も説明可能である。すなわち，生物カテゴリーでは共有的属性が占める割合が多いので，意味属性が損傷されると障害はカテゴリー全体に及びやすい。

❸ 意味障害によらない意味性錯語

1）意味性錯語と失語重症度，失語型

Schwartzら[10]は，脳血管性失語94例に175項目の呼称課題を実施し，わずかな音の誤りは無視して，その誤反応を分析した。その結果，新造語，形式性錯語，無関連錯語では，その発生率と呼称正答率に有意な相関関係が認められた（呼称正答率が低い患者ほどこれらの頻度は高かっ

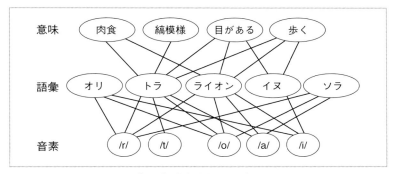

【図2】呼称過程のモデル

た)。一方で，意味性錯語では発生率と呼称正答率との間に関連はみられなかった。また伏見[11]は，Schwartzらのデータを再分析し，患者の失語型と錯語発生率との関係を調べているが，意味性錯語は伝導失語や失名詞失語でもみられ，失語型との関連は明らかでなかった。すなわち意味性錯語は，失語重症度や失語型と関係なく，どの失語でも比較的同等にみられる症状であり，それは意味性錯語が必ずしも意味障害の反映でないことを示唆する。

2) 呼称モデルと意味性錯語

非意味障害例における意味性錯語の発現メカニズムについて，Caramazzaら[12]は，意味性錯語は意味レベルでなく語彙レベルの障害でも生じると述べている。すなわち，呼称の過程として，一般的に図2のような意味−語彙−音素の処理モジュールが仮定される。トラの絵が呈示されると，活性化された意味属性群は次に語彙項目「トラ」を活性化させるが，「肉食」「目がある」などの意味属性は，「ライオン」や「イヌ」の語彙項目もある程度活性化させる。意味に障害がなくても語彙モジュールに障害があって最終的に「トラ」が選択されないと，一定程度の活性化が生じ

ている「ライオン」や「イヌ」が選択されることになりやすい。

また最近では，意味－語彙－音素の関係は，分離的（discrete）で系列的（serial）な関係にあるのではなく，相互作用的（interactive）で並列的（parallel）な関係にあるという説が有力である。代表的なものにDellら[13]の相互活性化モデル（interactive activation model）がある。このモデルにおいては，各モジュール間での双方向的な情報のやり取りを想定する。音素レベルの活性化が語彙モジュールにも影響を与えるので，「トラ」の音素/r/や/o/が「ライオン」や「オリ（檻）」の語彙項目を活性化させ，意味性錯語につながることがあると考えられる。ちなみに，「ソラ（空）」が選択されれば形式性錯語である。

❹ 失語の回復と意味性錯語

失語の回復に従い，意味性錯語が増加することもある。奥平[14]は，失語7例に平均5ヵ月間隔で2回の呼称検査を行った。2回目には意味性錯語は6例で増加した一方，無関連錯語は全例で，新造語と無反応・保続はそれぞれ6例，5例で減少した。藤野ら[15]は，発症5ヵ月のWernicke失語症者に3ヵ月間隔で2回の呼称検査を行った。錯語のうち意味性錯語の比率は，初回が61%，2回目が79%と，2回目で増加した。初回に錯語反応だった63項目は，2回目には41項目が正答に移行した。初回に無反応だった8項目では，2回目には6項目が錯語反応になった（おそらく多くは意味性錯語）。すなわち，失語の回復に伴い，無反応や無関連錯語から意味性錯語に，そして正答にという反応の系列があると推測される。

Ⅱ. 意味性ジャルゴン

❶ 定義

　Alajouanine [16] は1956年の論文の中で，ジャルゴン失語を「発話に意味を与える質の消失。言語の意味的価値の喪失」と定義した。その3つ目の亜型が錯語性ジャルゴンで，「単語の誤用の頻発によるもの」と説明されている。錯語性ジャルゴンの用語はその後，意味性ジャルゴン（semantic jargon）[17,18] と言い換えられ，現在はこれが定着している。

　意味性ジャルゴンにおける語性錯語は，「いくらかを除き目標語と関連しない」[18]，または「典型的には目標語と意味的に離れている」[19] もので，すなわち多くは無関連錯語である（意味性錯語であれば完全に意味の通らない発話にはなりにくい）。意味性ジャルゴンの発話では，意味性語新作（semantic neologism）もしばしば認められる[19,20]。

> **KeyWord**
> *意味性語新作
> 記号素性錯語ともいう。実在語（実在記号素または形態素）の非実在の結合（例：くぎどけい）のこと。

❷ 頻度

　濱中ら[21] の報告では，脳梗塞による右利き失語130例のうち，新造語ジャルゴンは5例で認められたが，意味性ジャルゴンの患者はいなかった。杉本ら[22] の報告では，脳梗塞による失語229例のうち，発症1ヵ月時点では意味性ジャルゴンは1例で（未分化2例，新造語9例），同じ集団の発症3ヵ月時点では意味性ジャルゴンはいなかった（未分化2例，新造語3例）。ジャルゴン失語は比較的珍しく，特に意味性ジャルゴンは稀な病態といえよう。

❸ 症例

1）波多野の症例K：典型的な意味性ジャルゴン

　本邦におけるジャルゴン研究の先駆者である波多野[23] が1991年に著したモノグラフには，脳血管疾患による10

【表2】意味性ジャルゴンの発話例：波多野の症例K

（おうちはどこ？）あ私の弟…おとうと、カン、どういったらいいかな…弟、多分知っているわ、知ってる…あの子やと思うのやけど…あのんが嫁さんやろ、あのいてはる人、あれが弟や、聞いてんのやけど。（中略：〇〇町？）あ違うな、違う、神さん…誰やろ…弟、違うな…自分の子やろ…あ今の男の子やわ…弟…男の子

（波多野和夫：重症失語の症状学—ジャルゴンとその周辺．金芳堂，京都，1991をもとに作成）

例の流暢性ジャルゴン失語が記載されている。すべて新造語ジャルゴンだが，そのうちの症例Kは発症後数ヵ月で意味性ジャルゴンに移行した。

患者は62歳の女性で，左中大脳動脈瘤破裂によるクモ膜下出血を発症した。神経・精神医学的には軽度の右片麻痺と右同名半盲，情動失禁が記載されている。CTでは，左側頭葉に低吸収域を認める。発話は流暢で，発症3ヵ月頃は新造語，無関連語，空語句が頻出する典型的な新造語ジャルゴンであった。理解障害も重篤で，この時点の標準失語症検査（SLTA）の成績は計算を除く総点で1/210（唯一の正答は呼称課題）であった。しかし，発症数ヵ月後には新造語は目立たなくなり，発話を構成する語はほとんどが実在語に変化した。ただし，誤用のため伝達内容としての意味はなさなかった。

発症7ヵ月時点の発話例を表2に示す。発話の特徴としては，無関連錯語の頻発以外に，常同語の多用（弟，神さん）があり，これらと空語句がかなりの部分を占めていた。また「弟」に対して，「嫁さん」「自分の子」「男の子」のように，意味的に類似の語群が次々と変化しつつ反復出現した。波多野により意味性変復パターンと命名された現象である。

◆**KeyWord**
＊**意味性変復パターン**
新造語ジャルゴンでは，音韻性変復パターンまたは押韻常同パターンという，新造語が少しずつ形を変えて韻を踏むように反復出現する現象が欧米語で報告されているが，それに対応するような現象。

【表3】意味性ジャルゴンの発話例：Brownの症例2

I just stayed there to park with me you know. I stayed park with this … and there he's gonna go to wash, uh, washbraisin … where he's gonna burn his house. He bought his house down there. A house, a eagle house for the farm. I forgot to ask you … where they buy a farm, where they buy orangefarm … my father the brother he bought the house there

(Brown JW : Case reports of semantic jargon. In : Jargonaphasia (ed Brown JW). Academic Press, New York, pp.169-176, 1981をもとに作成)

2）Brownの症例2：英語における意味性ジャルゴン

Brown[19]は、4例の意味性ジャルゴン（脳血管性失語3例、AD 1例）を報告している。症例2は69歳の女性で、脳梗塞の既往があり右側頭葉に大きな陳旧性病変があるが、その時点では言語障害はなく、今回左側頭葉後部領域に脳梗塞を起こして意味性ジャルゴンを示した。

発話例を表3に示す。本例においても、"house"という単語が常同的に表出され、さらに"park"や"farm"という意味的に近縁の語が、不適切な文脈で表出されている。意味性ジャルゴンにおける常同語と意味性変復パターンという特徴は、欧米語でも共通して認められるようである。

3）鈴木らの症例：特徴的な無関連錯語を示す意味性ジャルゴン

鈴木ら[24]の患者は72歳の男性で、少なくとも2回の脳梗塞により著明な失語を呈した。初回発症7ヵ月後の鈴木らの初診時では、神経学的には軽微な右上下肢の巧緻運動障害を認め、精神症状は特に記載されていない。MRIでは、左側頭頭頂葉に広範な病変を認めた。発話は流暢だが新造語の混入が目立ち、新造語ジャルゴンの状態であった。その後、経過につれて新造語は減少し、常同的傾向の強い無関連錯語が前景に立つ意味性ジャルゴンに変化した。

【表4】意味性ジャルゴンの発話例：鈴木らの症例

（最近どうしてます？）今、ごはんがいい。ごはんもあるし、四日市弱いものね。（そのごはんは野球のこと？）そうそう。（この間は日本でやったけど本戦はどこ行くんですかね？）そうですね、どこかな、三重県行って、昨日でしょ、昨日は負けて、四日市でやるんでしょ

(鈴木則夫, 松田 実, 長濱康弘, ほか：物は「ごはん」, 場所は「三重県（または四日市）」——一般名詞と地名で別の常同的語性錯語を使用したジャルゴン失語の1例—. 神経心理学, 28：160-168, 2012をもとに作成)

SLTAの総点は44/210と低いが，聴覚的理解は10/30（単語の理解は8/10），読解は25/40（単語の読解は漢字・仮名とも10/10）で，一定の言語理解力が認められる。

発症4年8ヵ月後の発話例を表4に示す。この時期は会話場面では新造語は認められず，会話や呼称では「ごはん」「四日市」「三重県」が頻出する。これらはランダムに出現したり，完全に硬直化して目標語と無関係に表出されるのではなく，一般名詞が「ごはん」に，地名が「三重県」「四日市」に置き換えられているようであった。

4）自験例：semantic dementiaにおける意味性ジャルゴン

脳血管性失語におけるものと同列に論じることには一定の留保が必要であろうが，語性錯語の頻発による意味の通らない発話は，変性性認知症でもみられる。Brown[19]はADで頻出すると述べているが，より意味性ジャルゴンらしい発話が認められるのはSDであろう。Kerteszら[25]は，SD 37例中18例に意味性ジャルゴンが認められたと述べている。以下に自験例[26]を示す。

患者は51歳の男性で，若干の脱抑制傾向があるが，粗大な精神症状はない。WAIS-R成人知能検査はFIQ（VIQ/PIQ）=83（71/100）と特にPIQは良好だが，言語性課題では「寒暖計？　寒暖計自体がわからん」「ドレス？　ドレスって何？」など，語に対する既知感のないSD特有の反

【表5】意味性ジャルゴンの発話例：自験例

(円高とはどういう意味？) 円高というのは…あーアメリカの、んーと…あれとチャレンジして…あれだね、あのー、えーと、ちがう…円じゃなくて…いち…結局、円高ちゅうのは、アメリカのきかくの、あのーたいせいとのあれで流れが高く…この円高ちゅうのは、円の、日本の、円の、きかくが上がったということだね

(朝6時からジョギングをしているの？) 朝6時にもうきかくとしてね、(中略) 厄年に45くらいからね、もうこれはちゅうことで、11時にはなるべくきかくして…

(濱中淑彦, 中村 光, 山田美幸：痴呆を伴わない緩徐進行性失語. 精神科ケースライブラリーV 脳疾患による精神障害 (風祭 元, 三好功峰, 編). 中山書店, 東京, pp.72-87, 1998をもとに作成)

応が顕著である。MRIおよびECD-SPECTでは，左優位の側頭葉萎縮と同部位の血流低下を認めた。発話は流暢，やや多弁で，「きかく」「チャレンジ」などの常同語と空語句が顕著である。会話における理解はまずまず良好で，SLTA総点は181/210だが，聴覚的理解は26/30，読解は39/40で，トークンテストも146/165と，わずかな成績不良にとどまる。

発話例を**表5**に示す。この時点では完全に意味の通らない発話とはいえないが，経過に伴い錯語は増加し伝達力はさらに失われていった。

④ 病変部位と発現メカニズム

意味性ジャルゴンの発現メカニズムについてEllisら[27]は，「現時点ではそのメカニズムを論じるための詳細な症例報告の蓄積がなく，すべての症例が同じメカニズムによるのかもわからない」と述べている。筆者もこのような見解がもっとも妥当なものだと考えるが，以下に諸家の見解を引用しながら論考を試みる。

1) 病変部位

Brown[28]は，意味性ジャルゴンの多くが大脳両側の損

傷をもつことを強調し，右半球損傷による注意障害や病識低下との関連を示唆している。しかし，実際は前述のように左一側病変の報告例も少なくない。また，意味性ジャルゴンが新造語ジャルゴンから移行するものなら，新造語ジャルゴンも両側損傷が必須になるが，それは明らかに正しくない（例えば文献21, 23を参照）。Kertesz[29]は，意味性ジャルゴンは一側病変でも生じ，新造語ジャルゴンより病変が小さくWernicke野後方であると述べている。しかし，そのような病変をもつ患者は多く，それならなぜ意味性ジャルゴンの患者は稀なのか，説明がつかないように思われる。

2）発現メカニズム

Kertesz[29]は，意味性ジャルゴンは聴覚認知や聴覚モニタが意味系から離断された（意味系からのコントロールが失われた）状態であるとしている（新造語ジャルゴンではさらに聴覚モニタと音韻系間の離断も加わる）。Brown[28]は，意味系の障害を重視している。新造語ジャルゴンは（左半球の）音韻系の障害のみで生じ，意味性ジャルゴンはさらに右半球も損傷され，右半球にも存在する意味系が障害された時に生じるので，新造語ジャルゴンに比べ稀な病態だと説明している。しかし，「指示に対する理解は良い」と記されているKinsbourneら[30]の例や，聴覚的理解障害がそれほど重くない前述の鈴木ら[24]や自験例[26]の存在からは，失語検査で測定されるような理解障害を意味性ジャルゴンの必要条件と考えるのは困難だと思われる。

Ellisら[27]は意味性ジャルゴンを，「思考を構造化された命題的メッセージに変換することの障害。その障害は一方向的で，言語表出に影響するものの理解には影響しない，すなわち他者の発話は理解できる。しかし，ある種の理解

障害は重要であって，時に自身の発話異常を否定し，自身の表出を監視して，その非整合性を検出する能力または意欲に欠ける」と述べている。ジャルゴンと病態失認（anosognosia）の関係は古くから強調されてきた[16, 28, 30]。意味性ジャルゴンでは，喚語できないのに空語句ではあきたらず「埋めよう」とすることが特徴的で，適切に喚語できないから，その患者にとってもっとも容易な語，すなわち常同語や，たまたま表出され活性化された語の意味的類似語群（意味性変復パターン）で埋められると考えることもできよう。

文　献

1) Goodglass H, Baker E : Semantic field, naming and auditory comprehension in aphasia. Brain Lang, 3 : 359-374, 1976.
2) McRae K, de Sa VR, Seidenberg MS : On the nature and scope of featural representations of word meaning. J Exp Psychol Gen, 126 : 99-130, 1997.
3) Alathari L, Trinh Ngo C, Dopkins S : Loss of distinctive features and a broader pattern of priming in Alzheimer's disease. Neuropsychology, 18 : 603-612, 2004.
4) Garrard P, Lambon Ralph MA, Patterson K, et al. : Semantic feature knowledge and picture naming in dementia of Alzheimer's type : A new approach. Brain Lang, 93 : 79-94, 2005.
5) Taylor KI, Devereux BJ, Tyler LK : Conceptual structure : Towards an integrated neuro-cognitive account. Lang Cogn Process, 26 : 1368-1401, 2011.
6) Jefferies E, Lambon Ralph MA : Semantic impairment in stroke aphasia versus semantic dementia : A case-series comparison. Brain, 129 : 2132-2147, 2006.
7) Hodges JR, Graham N, Patterson K : Charting the progression in semantic dementia : Implications for the organisation of semantic impairments. Memory, 3 (3-4) : 463-495, 1995.
8) McRae K, Cree GS : Factors underlying category-specific semantic

impairments. In : Category specificity in brain and mind (eds Forde EME, Humphreys GW). Psychology Press, Hove, pp.211-249, 2002.
9) Gainotti G : The influence of gender and lesion location on naming disorders for animals, plants and artefacts. Neuropsychologia, 43 : 1633-1644, 2005.
10) Schwartz MF, Dell GS, Martin N, et al. : A case-series test of the interactive two-step model of lexical access : Evidence from picture naming. J Mem Lang, 54 : 228-264, 2006.
11) 伏見貴夫：認知神経心理学．よくわかる失語症セラピーと認知リハビリテーション（鹿島晴雄，大東祥孝，種村　純，編）．永井書店，大阪，pp.60-83, 2008.
12) Caramazza A, Hillis AE : Where do semantic errors come from? Cortex, 26 : 95-122, 1990.
13) Dell GS, Schwartz MF, Martin N, et al. : Lexical access in aphasic and nonaphasic speakers. Psychol Rev, 104 : 801-838, 1997.
14) 奥平奈保子：呼称における誤反応の分析から見た語彙処理．神経心理学, 28 : 133-144, 2012.
15) 藤野　博，瀬尾邦子，濱田豊彦，ほか：Wernicke失語の一例における呼称障害と改善過程での錯語の役割．川崎医療福祉学会誌，1 : 173-175, 1991.
16) Alajouanine T : Verbal realization in aphasia. Brain, 79 : 1-28, 1956.
17) Alajouanine T, Lhermitte F : The brain and disorders of communication : Aphasia and physiology of speech. Res Publ Assoc Res Nerv Ment Dis, 42 : 204-219, 1964.
18) Kertesz A, Benson DF : Neologistic jargon : A clinicopathological study. Cortex, 6 : 362-386, 1970.
19) Brown JW : Case reports of semantic jargon. In : Jargonaphasia (ed Brown JW). Academic Press, New York, pp.169-176, 1981.
20) 濱中淑彦：失語の概念と症状学．失語症臨床ハンドブック（濱中淑彦，監）．金剛出版，東京，pp.157-174, 1999.
21) 浜中淑彦，大橋博司，大東祥孝，ほか：CT所見よりみた失語の類型学．神経研究の進歩, 28 : 1020-1031, 1984.
22) 杉本啓子，山口浩明，寺田博子，ほか：ジャルゴン失語の臨床的検討―重度ウェルニッケ失語との比較―．神経心理学, 8 : 93-

99, 1992.
23) 波多野和夫：重症失語の症状学―ジャルゴンとその周辺．金芳堂, 京都, 1991.
24) 鈴木則夫, 松田　実, 長濱康弘, ほか：物は「ごはん」, 場所は「三重県（または四日市）」――一般名詞と地名で別の常同的語性錯語を使用したジャルゴン失語の1例―．神経心理学, 28：160-168, 2012.
25) Kertesz A, Jesso S, Harciarek M, et al.：What is semantic dementia? A cohort study of diagnostic features and clinical boundaries. Arch Neurol, 67：483-489, 2010.
26) 濱中淑彦, 中村　光, 山田美幸：痴呆を伴わない緩徐進行性失語．精神科ケースライブラリーV 脳疾患による精神障害（風祭　元, 三好功峰, 編）．中山書店, 東京, pp.72-87, 1998.
27) Ellis AW, Young, AW：Human cognitive neuropsychology：A textbook with readings. Psychology Press, Hove, pp.239-269, 1996.
28) Brown JW：Introduction. In：Jargonaphasia（ed Brown JW）. Academic Press, New York, pp.1-8, 1981.
29) Kertesz A：The anatomy of jargon. In：Jargonaphasia（ed Brown JW）. Academic Press, New York, pp.63-112, 1981.
30) Kinsbourne M, Warrington EK：Jargon aphasia. Neuropsychologia, 1：27-37, 1963.

第Ⅱ章　錯語・ジャルゴンの臨床型

新造語／新造語ジャルゴン

東京都リハビリテーション病院リハビリテーション部　奥平　奈保子

> **臨床に役立つ　ワンポイント・アドバイス**
> One-point Advice
>
> 　新造語とは，失語症患者の自発話や呼称・復唱・音読で産生される目標語と音韻的に類似しない非単語を指す。新造語の多発によって意味不明となった流暢で変化にとんだ発話は新造語ジャルゴンと呼ばれる。新造語や新造語ジャルゴンは一般に流暢型の重度失語に付随する症候であり，音の逸脱が大きいため患者の発話意図や発現機序が推測しづらい。また，新造語ジャルゴンでは重篤な聴理解障害や病態否認，不穏などを伴う場合も多いため，臨床場面ではしばしば評価・訓練に難渋する。
>
> 　新造語の機序に関する仮説には伝導理論，失名詞理論などがあるが，すべての新造語を一元的に説明するのは困難であり，患者間，あるいは患者内にも，複数の機序による雑多なエラーが混在すると推測される。訓練においては，意味・語彙・音韻の各処理レベルの活性化，レベル間の結合を強めることを意識した働きかけが必要である。

Ⅰ．新造語 (neologism)

❶ 新造語とは

　失語症患者の自発話や呼称・復唱・音読で産生される非単語 (nonword) のエラーのうち，目標語と音韻的に類似した反応が音韻性錯語と呼ばれるのに対し，音韻的に類似しない反応を指す。欧米文献では，目標語と共通の音素が50％以上あれば音韻性錯語，50％未満だと新造語とされ

ることが多い．

❷ 新造語の発現機序に関する理論

新造語の発現機序に関する理論として，伝導理論，失名詞理論，2段階エラー説，ハイブリッド・エラー説，注意障害説，保続・反復説などがある．

1）伝導理論

新造語は語彙が回収された後，音韻符号化の障害によって生じるとする．音韻性錯語と同じメカニズムで生じる音韻性錯語の重篤なもので，音の逸脱の程度が強いだけであると考える．たとえばRobsonら[1]によれば，新造語ジャルゴン患者LTが産生する新造語の音韻は一見ランダムだが目標語とチャンスレベル以上の関連があった．このことからRobsonらは，目標語は部分的に回収されており，患者の新造語は目標語の音韻を参考に産生されていると述べた．Olsonら[2]は，新造語ジャルゴン患者VSの新造語を解析し，語彙アクセス直後の音韻符号化過程，音素が選択され蓄えられるレベルで生じたものであると述べた．船山ら[3]は，発症初期に新造語ジャルゴンを伴うWernicke失語だった1例がその後伝導失語に収束したことから，患者の新造語は音韻辞書へのアクセス障害ないし不活性が原因だったと述べた．伝導理論は，新造語と伝導失語との親近性を主張するものである．

2）失名詞理論

新造語は語回収の失敗すなわち失名詞が原因であり，回収されない音韻情報の空白をバックアップシステムが埋め合わせたものであるとする．Butterworth[4]によれば，新造語ジャルゴン患者KCの新造語には2つのタイプがあり，

目標語の部分的音韻情報から産生されるタイプAに対し，タイプBの新造語は語回収が完全に失敗した際に「新造語産生装置（random generator）」が起動し，ランダムな音韻を組み合わせて産生されたとしている。Kohnら[5]は，4例の新造語ジャルゴン患者のうち，症状が改善した2例は音韻情報の回収の障害であったのに対し，改善しなかった2例では音韻情報自体が失われ，新造語は音韻プランニング規則によりランダムに産生されたものであったと述べた。Mosesら[6]の新造語ジャルゴン患者KVHは，音韻符号化の障害は軽度で重篤な語彙アクセスの障害と強い保続を示した。語彙にアクセスできずに，数語前の発話の音韻がランダムに組み替えられて新造語になったと述べた。失名詞理論は，新造語ジャルゴンが改善して空疎な失名詞へ移行する現象をよく説明する。

3）2段階エラー説

新造語は，まず目標語と意味的に誤った語彙が回収され，さらに音韻的な誤りが重なって生じるとする（例：ひまわり→チューリップ→「ちぶりっぷ」）。明らかに意味・音韻の2段階エラーと同定できる反応は患者の発話中に広く観察されるので，一見それとはわからない反応の中にも，こうしたエラーが相当数含まれているものと推測される。

4）ハイブリッド・エラー説

新造語は，目標語が喚語される際，複数の語の音韻情報が活性化され，混合して生じるとする。こうした反応のうち，複数の記号素が合成されてできた非単語（例：のり巻き→「日本ご飯」，ラクダ→「おかま馬」，はさみ→「針ピン」，櫛→「けー掃除」）は記号素性錯語（paraphasie mone'mique）としてよく知られている[7]。記号素性錯語の他にも，目標

> **→ KeyWord**
> **＊記号素性錯語**
> 2つ以上の記号素（実詞，接頭・接尾語，語幹など）が結合して生じた，単語の断片から成る非単語。皮質下性病変によることが多く，意識障害や病態否認など非失語性の要因との関連も指摘される。

語と関連語の音素が混合してできたと思われる非単語（例：クジャク＋ピーコック→「ピージャック」，ピラミッド＋エジプト→「エポレット」）も観察される．こうした「混成語」の存在から，新造語の産生に，音韻レベルの障害だけでなく，意味・語彙レベルの障害が関与していることがうかがわれる．

5）注意障害説

新造語の産生に，病態否認やセルフモニターの低下など注意障害が関与すると考える．新造語ジャルゴンでは一般に著明な病識の欠如があるとされるが，中には病識とモニター機能が保たれている患者もおり，その関係は一義的ではない．

6）保続・反復説

著しい保続・反復傾向は新造語ジャルゴンの特徴の一つである．中でも音韻性変復（押韻常同）パターンは，新造語が少しずつ形を変えながら繰り返される現象（例：「かげきさい，かげきちずる，しずるざや，かげきこる，かぎつらんか…」）で，新造語ジャルゴンに特徴的な症状である[8]．

> **KeyWord**
> ＊音韻性変復パターン
> 押韻常同パターンと同義．新造語が少しずつ形を変えながら韻を踏んでいるかのように繰り返し出現する現象．

新造語の機序に関するこれらの理論は，いずれか一つが正しいというわけではない．新造語の起源は一つではなく，こうした複数の発生機序が患者間・患者内に混在して症状を複雑化していると考えられる．

II．呼称の誤反応分析からみた新造語

新造語がどのタイプの患者にどの程度の頻度で出現するのか，多数症例の呼称課題における誤反応の分析から検討した．

❶ 対象

失語症患者29例（男性10例，女性19例）。年齢は26〜89歳（平均63.3歳）。利き手は右利き27例，左利き2例。原疾患は脳梗塞19例，脳内出血5例，くも膜下出血（SAH）2例，脳挫傷2例，脳炎1例。損傷側は左半球28例，左右半球1例。経過月数は1〜14ヵ月（平均3.3ヵ月）。失語型は，伝導失語7例，失名詞失語7例，Wernicke失語4例，Broca失語5例，超皮質性感覚失語4例，超皮質性運動失語2例。重症度は重度2例，中等度23例，軽度4例。

❷ 方法

TLPA失語症語彙検査の意味カテゴリー別名詞呼称検査（200語）を行い，錯語などの誤反応を平野ら[9]の方法で分析した。誤反応は，語彙性（単語か非単語か）・意味的関連性・音韻的類似性の3次元で，表1のように分類した。非単語のうち途中でいいやめた反応は中断・音断片として，音韻性錯語・新造語とは別に分類した。音素類似指標0.40未満の中断せずに言い切った非単語エラーを新造語として集計した。

❸ 結果

29例の呼称正答率は37.0〜96.5%，平均59.5%であった。表2に患者ごとの誤反応数を種類別に示した。

【表1】錯語などの分類表

	単語		非単語	
	意味的関連性＋	意味的関連性−		
音韻的類似性＋ （音素類似指標≧0.40）	混合性錯語	形式性錯語	音韻性錯語	中断・音断片
音韻的類似性− （音素類似指標<0.40）	意味性錯語	無関連錯語	新造語	

【表2】29例の正答率と誤反応数

症例	正答率	誤反応総数	混合性錯語	意味性錯語	形式性錯語	無関連錯語	音韻性錯語	新造語	中断・音断片
伝導失語									
C1	37.0	157	6	11	1	5	46	34	54
C2	60.0	211	6	57	0	3	45	34	66
C3	63.5	150	8	19	0	0	55	17	51
C4	60.5	153	3	12	1	0	52	7	78
C5	79.5	140	8	25	0	0	44	6	57
C6	65.0	266	3	17	0	0	38	5	203
C7	87.5	237	4	13	0	0	19	2	199
失名詞失語									
A1	46.0	373	15	56	22	44	27	59	150
A2	57.0	280	5	24	16	18	54	46	117
A3	42.5	113	6	25	11	13	20	16	22
A4	61.5	80	8	47	2	20	0	2	1
A5	85.0	26	2	19	0	1	1	1	2
A6	68.5	36	7	28	0	0	0	0	1
A7	85.5	31	4	21	0	1	3	0	2
Wernicke失語									
W1	22.5	397	11	63	10	31	48	143	91
W2	40.0	199	3	14	2	0	93	75	12
W3	64.0	134	12	50	5	13	10	10	34
W4	40.0	85	5	38	4	24	0	3	10
Broca失語									
B1	78.0	141	7	22	1	0	47	15	49
B2	86.0	114	7	15	0	0	33	6	53
B3	96.5	91	2	12	0	0	23	3	51
B4	72.0	68	8	50	1	2	0	2	5
B5	64.5	80	5	33	1	1	4	2	34
超皮質性感覚失語									
TCS1	68.0	47	5	34	1	2	0	3	2
TCS2	44.0	78	8	56	1	9	2	1	1
TCS3	40.5	40	3	19	3	13	0	1	1
TCS4	45.0	47	3	24	0	20	0	0	0
超皮質性運動失語									
TCM1	83.0	35	2	29	0	0	1	0	3
TCM2	44.5	12	2	9	0	1	0	0	0
計		3,821	168	842	82	221	665	493	1,349
			4.4%	22.0%	2.1%	5.8%	17.4%	12.9%	35.3%

新造語は誤反応全体の12.9%と，非単語エラーの中でも音韻性錯語の17.4%，中断・音断片の35.3%に比べて少なく，比較的まれな症状であった．新造語を30以上産生し

たのは（表2の濃い網掛け部分）29例中6例のみで，失語型別には伝導失語2例，失名詞失語2例 Wernicke失語2例であった。Broca失語・超皮質性感覚失語・超皮質性運動失語には新造語を多く産生する患者はいなかった。

表2のC1～7は伝導失語の症例である。目標語の音韻の一部を誤った音韻性錯語や，接近行為に伴う中断・音断片が多いのが共通した特徴だが，典型的な伝導失語ではC4～7のように，新造語に分類されるほど音のかけ離れた非単語は少ない。意味性錯語や混合性錯語は若干あるが，形式性錯語や無関連錯語は認められない。これらの患者は語彙や音韻の選択は保たれ，比較的に純粋な音韻系列化障害であると推測された。新造語を30以上産生したのはC1・C2の2例のみで，この2例では無関連錯語も認めた。

【伝導失語例C1】

50歳代の右利き女性，SAH。伝導失語中等度。左縁上回・角回・上側頭回の皮質下の損傷。検査時発症2ヵ月。呼称正答率37.0％，誤反応数157，うち新造語が34であった。

表3はC1の産生した新造語で，1/3は意味・音韻2段階エラーとみられる反応であった。このことから，C1は伝導失語の主な障害レベルである音韻系列化の障害に加え，語彙レベルの障害を合併していると考えられた。1ヵ月後の再検査では，正答率は76.0％，誤反応数117，新造語は12に減少した。

表2のA1～7は失名詞失語の症例である。A4～7は非単語エラーを認めず，誤りは無反応か意味性錯語で，語彙選択が障害された（語選択性）失名詞である。これに対し，A1・A2・A3は非単語エラーが多かったが，復唱や音読では音の誤りを生じなかったことから，伝導失語のような音

【表3】伝導失語例C1の新造語例

課題語	反応
緑	べる，ぶる
ネギ	かれ，かり，け
城	おて，おとなけ
公園	てんそー
工場	かーだい
電卓	てんそー，べんきー
押入れ	おそり
鉛筆	せんぴく
玄関	えら
トマト	まとい
イチョウ	ちゅー
ペリカン	まんぷり
山羊	めき
薄紫	まくど
馬車	らぶと
タツノオトシゴ	たちぼ
梅	まき
黄土色	じえん
土踏まず	あす（足）
縁側	れったい（縁台）
中指	しゅび（指）
かき氷	つぶき（あずき）
ひまわり	ちぶりっぷ（チューリップ）
玄関	えんばき（下駄箱）
畳	かぽら（俵）
風車	みずぐりま（水車）
しゃもじ	おたこ（おたま），おたぼ（おたま）
障子	すいま（ふすま）

韻系列化の障害はなく，非単語エラーは音韻選択が障害された音韻性失名詞[10]の症状であると考えられた．A1・A2は新造語を30以上産生した．

【失名詞失語例A1】

　60歳代の右利き女性，脳梗塞．失名詞失語中等度．左角回・縁上回の皮質下白質に病巣．聴理解良好，復唱・音読良好，呼称のみで音韻探索が著明だった．検査時発症2ヵ月．正答率46.0%，誤反応数373，うち新造語59．意

> **KeyWord**
> *音韻性失名詞*
> 語彙は正しく選択されているが，その音韻形式の活性化が障害されているため，音読・復唱では生じない探索的な音韻性錯語や音断片が呼称において生じる．

【表4】失名詞失語例A1の新造語例

課題語	反応
ヒトデ	れたん，たんげ
ハム	ちゃわ
ちりとり	ほーりっく
ちまき	つぬみ
すすき	つむる
コンセント	しゅんとき
毛虫	にんし
口	ねじみ
デパート	ばんじゅび
カーネーション	かなしんぶ
戦車	けりしゃ
朝顔	えがとー
レモン	くれー
藤	れいしゃ
工場	どうぶ
目尻	おしょ
ピラミッド	とんぴしゃ
中指	すどり，めいじる
フクロウ	おうろ
かご	やっほ
くるみ	からい
安全ピン	みっつんつ
サイ	ひょか
玄関	でばん
そり	すけじ

味性・混合性錯語だけでなく無関連錯語44, 形式性錯語22と多彩な錯語を認め, 意味・語彙レベルの障害が重いと考えられた. 表4はA1の新造語例である.

4ヵ月後の再検査では, 正答率79.5%, 誤反応数117, 新造語は14と減少した.

表2のW1～4はWernicke失語の症例である. Wernicke失語はW3・W4のように非単語エラーより語性錯語が多いタイプと, W1・W2のように非単語エラーの方が多いタイプに分かれる. W1・W2では新造語を30以上認めた.

【Wernicke失語例W1】

70歳代の右利き女性，脳梗塞。Wernicke失語重度。左上・中側頭回と縁上回の皮質・皮質下の損傷。検査時発症1ヵ月。正答率22.5%，誤反応数397，うち新造語143。誤反応のうち非単語が7割，語性錯語3割で，無関連錯語も31と多く，意味・語彙・音韻が広く障害されていると考えられた。表5はW1の新造語の例で，意味・音韻の2段階エラーと同定できる反応も多かった。また，記号素性錯語（例：コップ→「みずのかめ」，ふすま→「ひざたて」）も認められた。1ヵ月後の再検査では正答率は38.5%と改善したが，誤反応数384，うち新造語119と，新造語の表出は依然として多かった。

❹ 考察

音韻系列化障害のみの伝導失語患者では，音韻性錯語や中断・音断片に比べ新造語は少なかった。これに対し，新造語の多い伝導失語患者では，意味・音韻の2段階エラーが多く観察され，語彙レベルの障害の合併が示唆された。音韻性失名詞やWernicke失語の患者では，意味性・無関連・形式性など語性錯語とともに新造語が表出され，記号素性錯語がみられるなど，意味・語彙レベルの障害の関与が大きいと考えられた。

新造語には複数の処理レベルの障害が関与しており，雑多な誤りの集まりであると考えられる。新造語ジャルゴンではさらに発話の歪曲がひどく，意図された内容から実際の発話に至る痕跡をたどるのは困難だが，より障害の軽い患者同様複数の機序による雑多な内容が混在すると考えるのが妥当であろう。

【表5】Wernicke失語例W1の新造語例

課題語	反応
のりまき	おるしろ
ちりとり	ふさかみ，ふかまし
縁側	ござばしょ，ごばそー
鍵	こじゃ，こざ，こぜきん，こざがね
顔	まう
松	えす
ロープウェー	いわからい
信号	あいなんば
ジョウロ	あじむの
ヨット	はに
フクロウ	ふじむら，うすもり
みかん	あじ
柱	いかす
バラ	らく
鍋	こんれすと
蟻	いわ
土踏まず	ささし（かかと）
歯	ふに（口）
ワニ	うじわ（鯨）
ガードレール	れーごしゃ（冷房車）
ジョウロ	ふじあき（水まき）
天ぷら	おさしー（刺身）
鍋	こんれすと（コンロ）
デパート	ろてる（ホテル）
かぶ	りこん（リンゴ）
まんじゅう	おじゃんご（団子）
蓮根	さいも（さといも）

Ⅲ．新造語ジャルゴン（neologistic jargon）

❶ 新造語ジャルゴンとは

　ジャルゴンとは失語症患者にみられる流暢多弁で変化にとんだ意味不明な発話を指す。一般に発話圧力が高く，ある程度の病態否認を背景に出現するとされる。ジャルゴン症状が非常に強く，患者の発話の前景を占めてしまう失語型をジャルゴン失語と呼ぶが，発生率は失語症全体の数％と少ない。

　新造語ジャルゴンは，新造語の多発によって意味不明と

なった発話で、文の実質語部分が新造語に置換されるが、文法的機能語は保たれ、統辞構造は明瞭である。新造語が少しずつ形を変えながら繰り返される音韻性変復パターンが特徴的である。左半球上・中側頭回、角回を含む側頭・頭頂領域の皮質・皮質下の大病変により生じるとされる[8]。

波多野[8]は、新造語ジャルゴン11例の会話と呼称における発話を定量的に分析し、その特徴として、①目標語がほとんどないこと（数％以下）、②新造語が非常に多いこと（会話で2割、呼称で3～6割）、③空語句（空疎な決まり文句、例：これ知ってます、あれです）が多いこと（3割以上、多ければ5割以上）、④無関連語がみられること（多ければ2～3割）、をあげている。このうち③と④は意味性ジャルゴンの特徴であり、新造語ジャルゴンに意味性ジャルゴンの要素をあわせ持つ患者が多いことを指摘している。

❷ 新造語ジャルゴンの症例
【症例A】
　70歳代右利き男性、出血性脳梗塞。左側頭・頭頂葉の皮質・皮質下、後頭葉外側に病巣（図1）。重度ジャルゴン失語。以下は発症1ヵ月の会話場面と呼称課題における発話例（下線が新造語と考えられる部分）である。

　会話例：
住所はどこ？「住所は<u>たつゆぶ</u>、<u>げんこーろー</u>だったかなあ。<u>かれ</u>、<u>かれーぶるんい</u>、<u>かれ</u>、<u>てーぶるじょん</u>、<u>あが</u>、<u>ちゃんる</u>。わかんないました。詳しい<u>てがいきーしょ</u>はわかりません」
中央区？「それは<u>けーぶるちょう</u>、<u>とうようけい</u>、<u>ら</u>、<u>あぎ</u>、<u>あぎ</u>、<u>ぱらういてん</u>じゃないかな、<u>てびな</u>、<u>てび</u>

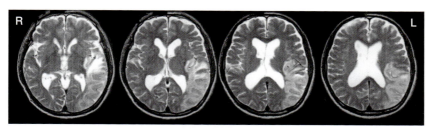

【図1】症例AのMRI画像

なだったんじゃ違うか。どうもすいません，ここんところ，あの，わかりませんね。えんかつできません」

呼称例：
歯：から，かれ，はら，から，ぶ，かしょ，かぶぶ，から，からぶすかえ
ネギ：やここふ，かお，かやくこふ，さんばつか
あじさい：からすばん，かるすばい，ばやまち，からすかやまち，違うなあ
灰色：ほんしょぶる，はんや，はじょぶるばんり，ぱんぞく，はじょぶるびん，かんじょかんそく

　発話圧力が強く，語漏・多弁傾向が強い。一部病識はあり相手に伝わらないことを困ってはいるが，自分の発話のどこが間違っているかはわからない。呼称で音韻性変復パターンが著明であった。訓練終了した発症5ヵ月まで，新造語ジャルゴンの症状は継続した。

【症例B】
　50歳代左利き男性，脳梗塞。左前頭・側頭・頭頂葉の皮質・皮質下の広範領域損傷（図2）。重度ジャルゴン失語。以下は発症2ヵ月の会話と呼称における発話例である。

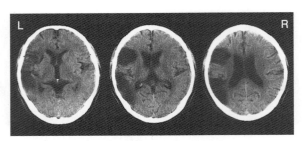

【図2】症例Bの頭部CT画像

会話例：
仕事は？「えー，いちばんどー，そ，そーぎょーかんきょーかんとくぱなしですね。いわゆる，あのー，船ですね。それの，せーぎょーこーじょーかわで。作業での，えー，みぞでかいけーいちおう，いち，いちぎょーこーぎょーみるをやってます」

呼称例：
楽譜：ほわーす，ぽーら，へ，へきゅふぇれす
新聞：へりょけりょ，さ，さまいかいの
屏風：へ，ほろ，そろのおらなん
車：ふぉろーる
ラクダ：ほっかわったの，ほかのーる
病院：ほっかんわま，ほかの，ほかのーる

　発話は流暢で多弁，文の形式は保たれプロソディも正常であった。会話中には内容語も認められるが，新造語が多く意味不明であった。呼称では音韻性変復パターンが認められる。発話の誤りに対する自覚はうすく無反省であった。発症26ヵ月まで訓練継続し，標準失語症検査（SLTA）で呼称70%，動作説明60%，まんが説明段階4，中等度Wernicke失語に改善した。新造語は減少したが残存した。

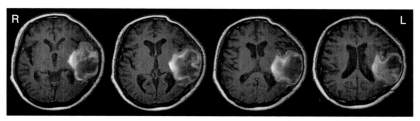

【図3】症例Cの頭部MRI画像

【症例C】

40歳代左利き女性，脳内出血。左半球被殻後部から頭頂葉下部・側頭葉広範領域に病巣（図3）。重度ジャルゴン失語。以下は発症2ヵ月の会話と呼称における発話例である。

会話例：
サッカーが好き？ 「うん，ま，まくらぶのまじゅじーらぐにだから，好きだった」
Jリーグ応援してるチームは？ 「うん，好きだったよ」
どこ？ 「まけ，まくれるほーが」
香川真司が好き？ 「うん，そう」
海外行っちゃった？ 「なんで好きですか？ あ，そっかそっか」
Jリーグ応援してるチームは？ 「はい，ま，まくででほーしゅー，勝ってほしいです。だから私は，どこまで今どっかでわかんないです」

呼称例：
パン：きゅぱ，きゅーぱる（復唱：かーぷ）
手：かーぷが好きな，かぶ，かぷ（復唱：かとぅ，てぷ）
パイプ：けぷ，てぷ（復唱：てぷ）

糸：け，けぶ，げぷ，けぶ（復唱：けぶ，けぶ）
　灯台：け，けぶ，けぶ（復唱：けぶ）
　窓：れぐぷ，ねぐぷ，ねぐむ（復唱：けぶぶ，てぐぷ）

　病態否認，不穏・興奮の精神症状あり。会話では新造語はそれほど多くなく，空語句・無関連語も多い。呼称では音韻性変復パターンが著明であった。発症12ヵ月には自発話からは新造語はほぼ消失し，少数の常用的単語と空語句・指示代名詞の多い意味性ジャルゴンに移行した。

　前川ら[11]によれば，新造語ジャルゴン10例のうち1例は経過中に発話力が著明に改善し，6例は目標語の出現頻度が上がり錯語を含め内容語のバリエーションが広がったのに対し，3例は自発話からは新造語が消失したが，少数の内容語が残語のようにくり返し使われ発話は改善しなかった。症例による障害構造の違いが，新造語の持続期間や改善度の差をもたらしたのではないかと述べている。

Ⅳ．相互活性化モデルと新造語の発生機序

　Marshall[12]，Robsonら[1]は，Dellらの相互活性化モデル[13]にもとづき，新造語発生の機序について以下のように論じている。

　相互活性化モデルは図4のような意味・語彙・音韻レベルからなる双方向性のシステムで，3つのレベル間を情報が相互に行き来して目標語が回収される。新造語が多量に産生される場合には，このシステムに以下のような機能不全が生じているとされる。まず，意味レベルの活性の低さとレベル間の結合の弱化によって，意味レベルから語彙レベル・音韻レベルに十分な活性が伝わらず，誤った語彙・音韻が侵入し，意味エラー・音韻エラー・2段階エラーが

KeyWord
＊相互活性化モデル
コンピューター上に構築され単語の処理をシミュレートするコネクショニストモデル。意味・語彙・音韻のレベル間を情報が双方向に流れ，各レベルが相互に活性化しあう。システム全体の結合強度や減衰率を変化させることで患者の症状や回復を再現できる。

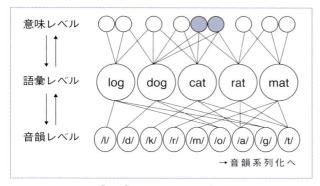

【図4】相互活性化モデル
(Dell GS, Schwartz MF, Martin N, et al. : Lexical access in aphasic and nonaphasic speakers. Psychol Rev, 104 : 801-838, 1997をもとに作成)

生じる。目標語の音韻情報の不足部分に，システムノイズやその言語のノーマル音素頻度（デフォルト値），前に産生された音素の活性残渣（保続・反復）がプラスされ，新造語が生成される。また，結合の弱化によって音韻レベルから語彙レベルへのフィードバック活性が効かないので，本来は非単語の産生を抑制する語彙バイアスがかからず（セルフモニターの低下），非単語のまま産生される。その後，音韻系列化の障害により，さらに音韻が歪曲されて産生される。

　語彙処理システムの全体的な活性不足に新造語の原因を求めるこの仮説は，これまで伝導理論，失名詞理論，2段階エラー説，ハイブリッド・エラー説，注意障害説，保続・反復説などが部分的に説明してきた新造語をめぐる多様な症状を比較的よくカバーするように思われる。

V. 新造語に対する訓練アプローチ

　多量の新造語を産生する患者は流暢型の重度失語であることが多く，特に新造語ジャルゴンともなると，聴覚的理解障害の重さ，語漏・多弁，保続・反復傾向の強さ，病識低下，興奮・不穏など訓練の阻害要因が多く，訓練継続自体が困難な場合もしばしばある。まず，コミュニケーション意欲を尊重する支持的対応を心がけ，言語理解面の改善を図る訓練，目標語に限らず関連語や迂言の産生を促すPACEセラピーなどのアプローチを優先し[14]，可能であれば推定される障害機序にもとづいた言語機能回復訓練を試みる。

　相互活性化モデルによれば，豊富な新造語の産生は，意味・語彙・音韻各レベルの活性不足と音韻系列化障害が原因である。このため，各レベルの活性化とレベル間の結合を強化し，音韻系列化を促進するような働きかけが推奨される。

　①意味の活性化を強めるため，カラー写真や同一カテゴリーの選択肢を用いて課題語の弁別的特徴を際立たせたり，状況的関連語を意味的cueとして使用したりする。
　②意味→語彙，語彙→音韻の結合を強めるため，図版・文字形式・音韻形式を同時提示して，相互の連合をはかる。音韻→語彙，語彙→意味のフィードバック活性が強まれば，セルフモニターが機能し，エラーが抑制される。
　③音韻系列化を促進するため，仮名の音読・仮名の配列訓練などを行う。
　④課題語の心像性・頻度・語長は，それぞれ意味・語彙・音韻レベルの処理に影響を与えるので，課題語の選択にあたっては慎重に統制することが必要である。

文 献

1) Robson J, Pring T, Marshall J, et al. : Phoneme frequency effects in jargon aphasia : A phonological investigation of nonword errors. Brain Lang, 85 : 109-124, 2003.
2) Olson AC, Romani C, Halloran L : Localizing the deficit in a case of jargonaphasia. Cogn Neuropsychol : 24, 211-238, 2007.
3) 船山道隆, 小嶋知幸, 稲葉貴恵, ほか : 伝導失語に収束した新造語ジャルゴンの1例—新造語発現の機序についての一考察—. 高次脳機能研究, 30 : 467-477, 2010.
4) Butterworth B : Hesitation and the production of verbal paraphasias and neologisms in jargon aphasia. Brain Lang, 18 : 133-161, 1979.
5) Kohn SE, Smith KL, Alexander MP : Differential recovery from impairment to the phonological lexicon. Brain Lang, 52 : 129-149, 1996.
6) Moses MS, Nickels LA, Sheard C : Disentangling the web : Neologistic perseverative errors in jargon aphasia. Neurocase, 10 : 452-461, 2004.
7) 水田秀子, 田中春美, 松田 実, ほか : 記号素性錯語を呈した被殻出血後の失語症の3例. 失語症研究, 14 : 204-212, 1994.
8) 波多野和夫 : 重症失語の症状学—ジャルゴンとその周辺—. 金芳堂, 京都, 1991.
9) 平野 綾, 奥平奈保子, 金井日菜子, ほか : 呼称において多彩な錯語を呈した流暢型失語の1例—誤反応分析を中心に—. 高次脳機能研究, 30 : 418-427, 2010.
10) 水田秀子, 藤本康裕, 松田 実 : 音韻性失名詞の4例. 神経心理学, 21 : 207-214, 2005.
11) 前川真紀, 種村 純, 金子真人, ほか : 新造語ジャーゴンの改善・非改善例の比較. 失語症研究, 16 : 314-321, 1996.
12) Marshall J : Jargon aphasia : What have we learned?, Aphasiology, 20 : 387-410, 2006.
13) Dell GS, Schwartz MF, Martin N, et al. : Lexical access in aphasic and nonaphasic speakers. Psychol Rev, 104 : 801-838, 1997.
14) 小野由紀子, 小嶋知幸, 加藤正弘 : 語新作ジャルゴンを呈した流暢型失語の1例. 高次脳機能研究, 24 : 377-383, 2004.

第Ⅱ章 錯語・ジャルゴンの臨床型

精神疾患における錯語様発話

足利赤十字病院神経精神科　船山　道隆

> **臨床に役立つ　ワンポイント・アドバイス**
> One-point Advice
>
> 　精神疾患である統合失調症と自閉症スペクトラム障害の錯語様の発話や独特な表現を紹介し，想定されている機序を概観した。精神疾患における錯語様の発話や独特な表現は，失語症に出現する錯語の機序とは全く異なる。統合失調症では特異な異常体験をベースに世界の変容を言語化する試みとして錯語様の発話が出現すると考えられる。自閉症スペクトラム障害では社会性の問題，感覚過敏，弱い中枢性統合から，言葉の遅れ，プロソディの異常，独特な表現，意味理解の低下が生じると考えられる。

はじめに

　精神疾患に出現する錯語様の発話は，失語症に出現する錯語とは大きく異なる。そもそも精神疾患には失語症に出現する喚語困難はなく，音韻性錯語や語性錯語も認めない。流暢に話し，復唱の問題もない。しかし，精神疾患では意味不明な発話や奇妙な言い回しが出現することがある。

Ⅰ．統合失調症における特異な錯語様発話

❶ 統合失調症における錯語様発話の具体例

　統合失調症の重症例では，まれではあるものの錯語様の発話が認められる。以下に具体例を示す。

【症例1】30代女性，16歳発症の破瓜型統合失調症における錯語様症状

中学生までは特に問題なく日常生活や学校生活を送っていた。高校1年生の16歳頃からきっかけはなく生活が乱れがちとなり，徐々に幻覚妄想状態が出現した。幻覚妄想のみならず興味・関心の狭小化や生活の乱れが目立ち，まとまりのない言動も多くなり，自宅での生活は困難となり，31歳からは入院治療を続けている。

以下はしばしば医師や看護師に話してくる内容である。日記にも類似した内容を書き殴っている。

「ナウゾ，コイエ，せんりゃく2年，E日A日O日E日A日O日。私の父はセイ・コウ，IQ7,000億兆デラ，耳力1。私の正体はナウ・コウ，IQ2,000億兆デラ，耳力1。まわり宮崎の女はロイウ，頂戸。遺伝子あてた宮崎大理さまは，まわり宮崎の遺伝子が入ってぬけないハウス，IQ2兆5ホンド」

【症例2】50代男性，統合失調症の緊張病症候群に伴った錯語様症状[1]

非社交的であるものの責任感が強く真面目な性格であった。学生時代の成績は良好であった。高校卒業後に工場で働き，30歳で結婚して2児をもうけた。30代から新興宗教を信じるようになった。53歳時の9月から抑うつ状態が出現し，徐々に不安焦燥を伴った。発症3ヵ月後には「この世の終わりです。私の天罰です。あと2,3分で死にます。霊安室に連れて行ってください」などと体をこわばらせながら叫び入院治療となった。入院後も「ゼデース，ゼデース！」などと意味不明な言葉を全身の力を振り絞って叫び続け，しばしばカタレプシーを伴った。

❷ 背景に存在する離人症，妄想気分，世界の変容感

　このような意味不明の発話が出現する背景にはどのような症状があるのであろうか．多くの場合，離人症や妄想気分，世界の変容感，あるいは妄想知覚といった異常体験を伴う．これらの異常体験は，これまで親しんできた世界が不気味に変容をとげる破局的な体験である．離人症とは外界や自己に対する実感のなさ，非現実感である．「自分が自分と感じられない，透明人間になった感じ，何を見てもピンとこない，自分の身体であるという実感や自分で動いているという感覚がない」などという．サルトルの著作『嘔吐』[2]には離人症が詳細に描かれている．妄想気分とは「世界が変わってしまう」「どこかいつもと違う」「周りが妙に騒がしい」「きな臭さが漂う」など，世界の変容感，周囲の違和感，不気味感として訴えられる．外界の変容感が急激かつ劇的に生じると「この世の終わりが来る」「革命が起こる」などという世界没落体験を呈することがある．本来の世界にある意味体系を失った世界となり，「六次元空間にいるような感じ」などと表現されることがある．画家ムンクの『叫び』は，妄想気分や世界没落体験を表す絵画であるという見解がある．この世界では知覚も異常になることもある．本質属性といい，ものや人物を意味として捉えるのではなく，乳幼児が初めて見たときのように知覚そのままで捉えることである．妄想気分や本質属性が優位になった際に，以下の妄想知覚，妄想着想，意味意識，意味妄想が出現すると考えられている．

　妄想知覚は，外界の知覚に対して誤った意味づけをすることである．「看護師が赤い服を着ていたので，これは私に殴りかかるというサインである」「車のナンバーに3があったので，これは私を襲うという意味だ」などと，ごく

> **KeyWord**
> ＊離人症
> 外界，自己の身体，自己の内界に対する実感のなさ，非現実感．

> **KeyWord**
> ＊妄想気分
> 世界の変容感，周囲の違和感，不気味感．

日常的なことを患者は自分にとって重大な意味をもつものに体験される。妄想着想は妄想知覚とは異なり，外界の知覚対象物がなくとも突然媒介なしに妄想が出現することである。妄想知覚に類似するが，あるものがある意味をもつという意識を意味意識といい，主に自分に関係づける方向の意味づけが生じる。意味妄想は，外界のすべてが不明の新しい意味をおびて変わったと感じる異常な意味づけである。これらの異常体験を，実際の症例を挙げて説明する。

【症例3】30代男性，21歳発症の統合失調症：妄想気分

高校時代までは問題なく生活していたが，大学在学中の21歳時に幻覚妄想状態で発症，大学は続かずに中退となった。以後，短期間のアルバイトでの就労を行うものの，長期に仕事が続くことはなかった。以下は診察の際に本人が筆者に症状を説明した手紙である。

「深夜0時00分00秒頃からだるい感じで，気持ち悪い。身体全体がぞーっとする。樹界，冥界，宇宙，異次元，霊界，ブラックホールなどにいるみたいな感じ」

【症例4】30代男性，23歳発症の統合失調症：離人症，世界没落体験，本質属性，妄想知覚，意味意識，意味妄想

学生時代の成績は極めて優秀であり，某有名大学を卒業したが，23歳頃から出現した漠然とした不安感のため仕事は長続きしなかった。次第に色々な考えが勝手に浮かぶようになり，26歳時には自分の名前を呼ぶ幻聴が，27歳時には独語が出現し，当院に初診となった。

外来では，「自分が自分である自信がない。自分のアイデンティティがなくなり，自分に死んだ祖父の霊が入り込み，自分が祖父になってしまった。祖父みたいに祖母を『○○子』と呼び，酒を飲まないはずの自分が祖父みたいに酒

を飲んでいた。自分のアイデンティティが解離して，二人になった。泣いている自分を外から見ていた」などと語っていた。

28〜33歳にかけて，1年間に数回，以下のような体験を繰り返した。患者自身は，世界が終るような体験と名づけていた。

「恋人にふられて風景が変わるように，世界の見え方が変わり，漠然となる。字幕を見て文字を読めても，自分の主体性を欠いているので，無意味な記号に見えて意味が入ってこない。信号を見ても赤信号の意味する『止まれ』という象徴がなくなる。紙を見ても，『書くときに使うもの』という象徴がなくなる。街全体が全て無意味な記号に見えて，意味を失ってしまう。人のまなざし，目つき，仕草の意味が分からなくなる。全く意味のない世界になり，孤立の世界に入っていく。知らない惑星にいるようになる。自我があっても自分と現実世界を結ぶ線がなくなる。自分の精神が終末に向かうという感じ。狂気の世界に入る。

同時に今度は，光が屈折して急にキラキラと見えたり，輪郭が鋭利に見えたり，新鮮に輝いて見えたり，感覚が過敏になる。鉛筆を見ても，書くものという意味ではなく，内側の炭素，外側の木，転がせば回るなどというひとつひとつの要素が浮き出て見える。いろいろな意味を探し意味が浮き出てくるので全体の情報量が増し，アプローチが多様になる。『こんなことに気づかなかったのか』と，全部を知った気持ちになる。言葉が意味をもってくる。他の学問に立ったアプローチのような，辞書にもないような意味が出てくる。看板を見ても意味が多いので，自分の体全てで受け取る。新聞の記事が全て自分と関係していると思うこともある。例えば，新聞に詩が載っていると，自分の詩の才能が認められ，自分が優秀なのだと思ってしまう。数

字に意味を見出し，推測していく。相手の目の動きや仕草に敏感になり，人の仕草や非言語的コミュニケーションを自分に意味あることだと関連づけてしまう。人が腕を組んだら拒絶のポーズであると確信してしまう。また，口を閉じる動作やまばたきの回数のよって，自分を追い詰めていると確信する。勝手に意味を探して構築してしまい，意味が浮き出てくるのだと思う。

　ときどき見え方が変わり，変容した風景に圧倒される。恐ろしいことが起き，自分の精神や全てが終末に向かい，世界が崩壊するような感じになる。このときは，自分が悪いからこうなった，自分が罰を受けているのだと思ってしまう。今度は，恍惚として，全てが神秘的，宗教的に見え，天国にいるように思い，仏の世界にいるなどと確信するようになる。全部を知ったように体験し，自分が選ばれた人だと思うようになる。全てに意味がなくなり世界が終わるような感じと，全てが意味あるような感じの両極端に揺れる」

❸ 統合失調症における錯語様発話の機序

　症例3, 4では錯語様症状を確認はできなかったが，症例1, 2においても多かれ少なかれ上記のような離人症，妄想気分，世界の変容感，妄想知覚，意味意識，意味妄想などの異常体験が出現している可能性が高い。さて，このようなこれまで慣れ親しんできた世界が不気味に変貌を遂げる世界の変容感や解体の体験に対して，妄想知覚や妄想着想によって患者はある種の精神的安定を得ることが少なくない[3]。同様に，この新たな不気味な世界を新たな言葉を用いて言語化して表現する試みは，ある種の精神的安定を得る患者側からの努力ともいえるかもしれない。すなわち，錯語様の言語を用いて変容した世界を言語化して精神

的な安定を得ているのである[3]。同様の見解はさまざまな研究者が繰り返し論じている。前田ら[4]も同様に、統合失調症の独特な発話の主たる原因は異常体験の新奇性・特異性が主たる原因であり、新造語を用いて未知の世界をできるだけ近い言葉で伝える試みでもあると述べている。堀[5]も、名づけようもない恐怖に晒されながらも、言葉を作り出して（新造語）それを語ることによって自我の崩壊を食い止めていると述べている。大原ら[6]は、統合失調症の新造語は統合失調症の病的過程による変化に対する具体的な物への置き換えであると述べている。

これらの見解をまとめると、統合失調症に出現する錯語様の発話は、自己や世界の変容感や異常体験を言語化して、少しでも精神的安定を得ようとする努力といえるだろう。

II. 自閉症スペクトラム障害における言語症状

❶ 自閉症スペクトラム障害に出現する独特な表現

【症例5】40代男性、自閉症スペクトラム障害：独特な表現

幼少期から対人関係が著しく不良であった。回転するものに強い興味と固執を示し、アニメキャラクターとプラモデル集めを好んだ。小学校時代から特殊学級であり、高校卒業後は就労継続支援など福祉的就労に就くことも困難であり、自宅にひきこもっている。意にそぐわないと、しばしば家族などに暴力を起こす。知能は標準的であり、WAIS-R成人知能検査の言語性IQは103、動作性IQは90であるが、下位項目の差が激しい。積木模様の評価点が13（1～19で評価、1が最低、19が最高）であるのに対して、符号が2で極端に低い。

会話時の特徴は、表情を変えず、単調で抑揚のない話し方である。洒落が通じず、自分の関心事に関する話題の繰

> **KeyWord**
> * **自閉症スペクトラム障害**
> 自閉症やアスペルガー症候群など亜型分類を廃してまとめられたDSM-5に用いられている分類。

り返しが多い．話をしていても意にそぐわないと突然怒り出すことがある．暴力事件を起こしたため入院治療となったが，以下は患者が筆者に入院の不満を訴えてきた手紙の内容である．

「足利日赤と同じような大便器を使う病院は<u>願い下げです</u>．次の入院先が日赤系列だったら入院せずにそのまま別居先探しを始めます．<u>入院の追加延長</u>は応じられません．受け入れられぬと仰せるのなら外泊と同時に<u>院外退去</u>させていただきます」

「今の薬は<u>本来感じるべき怒りを萎縮</u>させ，悪いことをやめさせるために<u>体を張ることを阻害</u>している．今の薬は別の薬，<u>患者が本来もっている野心や意欲，行動力や積極性を引き出す薬に変えない限り飲めない</u>」

いずれも表現としては理解できなくはないが，通常使わない表現方法が特徴的である．

【症例6】20代男性，自閉症スペクトラム障害：独特な表現

幼少期から対人関係やコミュニケーションが困難であった．一方で動物に関する知識は飛びぬけて詳しいことが特徴であった．言葉の遅れも目立ち，特別支援学級ないしは特別支援学校にて高校まで修学した．卒業後は福祉的就労である作業所を経て障害者雇用枠で就職し，就職先では単純作業を行っている．毎回決まった仕事はこなせるが，応用が利かない．WAIS-Ⅲ成人知能検査は言語性IQが53，動作性IQが73であるが，前記の症例同様に差が激しく，積木模様は評価点11と良好であるのに対して，単語は1と極端に低い．文章内容の理解はしばしば困難である．

家族によると，幼少期に自分にしか通用しない言葉を作っていたという．例えば，「り」はひまわり，「か」はスイカなどと本人にしか通用しない言語表現を用いていた．書字面

も，公園を「校円」と書いていた。成人になるにつれて，独特な表現が周囲に理解されないことを自覚するようになり，徐々に独特な表現を用いなくなった。

【症例7】30代男性，自閉症スペクトラム障害：独特な表現
　言葉の発達の遅れはなく，成績は優秀であった。一方で対人関係は困難であり，親しい友人を作ることはほとんどなかった。独特な考え方をもち，コンピューターにてプログラムを作ることに才能があった。大学卒業後はシステムエンジニアとして就職し，プログラム作りをしていた。しかし，就労先でも人間関係が構築できず，仕事も続かなかった。
　当院外来に通院しているが，筆者へのおやつ（クッキー）の差し入れの際，「ささやかな幸せで，どうぞ。炭水化物を持ってきました」という。また，「私はセロトニンのトランスポーターが少ないんです。自分で分かるんです」「世界の成り立ちを模索しています。パラレルワールドを考えています。将棋は何億何千万の流れですよね。世界も無限の組み合わせ。数学の証明の問題は答えが1つ。世界は全ての組み合わせが試されているけど，結局答えは1つ。人間は7万年近く勘違いして生活してきた」などと，理解ができないわけではないが，独特な表現や独特な思考回路を表す表現が多い。

【画家の山下清】
　画家の山下清は自閉症スペクトラム障害と考えられている[7,8]。貼り絵は国際的にも有名であるが，彼の貼り絵は自閉症スペクトラム障害をベースとした特殊才能，すなわち美術的サヴァンであると考えられている[7]。
　彼の書いた文章も特徴的である[8]。句読点はなく段落もなく，仮名遣いの誤りや誤字も多くあり，極めて読みにく

い。文章のリズムがなく，一つの文になるところが，区切られることなく「ので」を多用して次々とつらなって，一つの文の中に多くの事象が含まれる。時間経過のままに書かれ，ほとんど感情が記されていない。美術的サヴァンとも関係するのであろうが，ある体験が生じた日にちと体験した出来事が映像のように機械的に次々と記載されているのが特徴である[8]。

❷ 自閉症スペクトラム障害における言語症状

自閉症を最初に報告したKanner[9]は，すでに自閉症児の特徴的な言語症状を詳細に記載していた。Kannerが挙げた言語症状には，反響言語，質問文の「あなた」を「私」に置き換えない主客転倒のまま応答する代名詞転倒，本人以外誰も知らない例を引き合いに出して意味不明となる不適切な比喩，ユーモア，皮肉，比喩が理解できずに字義通りに解釈する字義通り性，普通名詞と固有名詞の混乱が記載されていた。

自閉症スペクトラム障害の言語症状は，概して，音韻機能や統語機能は障害が少ないが，一方でプロソディ，語用，意味の障害が多い。具体的には，発話面では言葉の遅れ，反響言語，独特な言語表現や書字内容，独特なプロソディが認められ，理解面では字義通りの理解に限定されたり，ユーモアや比喩が理解できなかったりする。会話の際にも自分の答えが相手にどう思われているのか無関心であることもしばしば観察される。

1）言葉の遅れ

自閉症スペクトラム障害に親が最初に気づくきっかけは，言葉の遅れであることが多い。Norrelgenら[10]の研究によると，4～6歳の自閉症スペクトラム障害児は，使用

できる単語が2語以下である1歳半未満の言語能力である割合が15％，2語文に至らない2歳未満の言語能力である割合が10％であるという。成人になっても重症例であると日常会話さえ難しいことも少なくない。反響言語や特定のコマーシャルなどの言い回しを繰り返すことも少なくない。

2）プロソディの異常

常に一定の速さで話すなど一方調子で話したり[11]，イントネーションの平坦さ[12]，堅苦しかったり，子供なのに大人のような話し方，音のひずみの残存，明確に聞き取れない発話，強勢や区切り方での不適切な発話[13]などが特徴である。

3）語用の問題

語用の問題は自閉症スペクトラム障害にてもっとも頻繁に出現する症状である。理解面では，文脈情報を利用しにくいので，冗談，機知に富んだ表現，隠喩や皮肉の理解，同形異義語や行間の理解が困難[14]なことがいわれている。発話面でもユーモアの表現のセンスがないことや語の不適切な使用[14]や情動面の表現の少なさがいわれている。場面の構造化の程度が弱くなると，語用能力の障害が出現しやすい[15]。

4）意味理解の障害

状況に関係なく言葉を字義通りに解釈しようとするため，場面が変わっても言葉の文字通りの意味は一貫して変わらず，意味との対応は一対一になりがちである。したがって，語用の問題ともつながるが，ユーモアや皮肉などやニュアンスの理解や細かい心の状態の理解は困難である。意味

の一対一対応から一対複数対応になるまでに困難を伴うため，いちいち説明しなくてはならないことが多い[16]。これらに関連する症状として，カテゴリー化の能力の障害[17]や抽象化能力の低下[18]も指摘されている。

これらの意味理解の困難さと関連し，音韻処理がむしろ活性化しているという報告がある[19〜22]。十一ら[19]は，言語の記銘段階での意味的処理の低下により音韻的処理が活性化されると報告し，Inokuchiら[20]やMottronら[21]は呼称の際に意味的手がかりよりも音韻的手がかりを利用しているという研究結果を報告している。そもそも反響言語も意味を介さずに音をまねている側面が少なくない。また，自閉症スペクトラム障害者に音読をさせても，しばしば意味を求めずにストーリー全体を理解せずに読んでいることもある。

❸ 自閉症スペクトラム障害の独特な言葉症状の背景

では，自閉症スペクトラム障害に出現する独特な言語症状の背景にはどのようなものがあるのであろうか。

1）社会性の問題から独特な表現へ

アスペルガー症候群の児の独特な言葉の形成の背景についてAsperger[23]は体験の独自性を，Frith[24]は社会性の問題を指摘している。Frith[24]によると，健常発達児は話し手が注意を向ける事物の名称は覚えるが，そのときたまたま自分の視野に入ってきた何か別の事物の名称は覚えない。しかし，自閉症スペクトラム障害ではこれが当てはまらない。例えば，健常発達児は「プリン」を表す言葉がまさにピッタリのタイミングで発せられて，他の言葉と間違って学習しないようになる。一方で自閉症スペクトラム障害児は相手と焦点を共有するこうした場面を逃がしてし

まい，自らの誤った思い込みで学習してしまう可能性があるという。

典型的な例がKannerの1943年の原著論文[9]に記載されている。ある自閉症の少年ポールは2歳のときに母が歌う子守歌「ピーター，ピーター，パンプキン・イーター」をいつも聞いていた。ある日，お母さんがこれを歌いながら台所で働いていたとき，不意にフライパンを落としてしまった。ポールはその日からフライパンに似たものを見ると「ピーター，ピーター，パンプキン・イーター」を歌うようになったという。すなわち，この子供だけの独特な連想に基づき言語が学習され，周囲の意図を考慮に入れていないのである。前に記載した症例5～7はこのような連想に基づいて言語が学習されたために独特な表現に至ったのかもしれない。

社会性の問題と言語症状の関連では他にも，イントネーションの異常[25]やイントネーションが平坦であることが社会交流と関連[12]するという研究や，共同注意などの社会交流が自閉症スペクトラム障害の言語発達を促すという報告[26,27]がある。

これらの報告は，社会性の問題が自閉症スペクトラム障害の言語症状と関連することを示唆する研究結果である。

2) 感覚過敏・弱い中枢性統合から意味理解の低下へ

社会性の問題のみならず，WilliamsやGrandinの自伝[28,29]に詳細に記載されている感覚過敏や細部にこだわり全体的意味の理解が困難である弱い中枢性統合から自閉症スペクトラム障害に出現する言語症状を理解する見解もある。自閉症スペクトラム障害の自伝に多い感覚過敏ないしは視覚処理の優位性は，全体の意味を理解することなしに写真やスクリーン映画のように感覚情報をキャッチして記憶とし

> **KeyWord**
> *弱い中枢性統合
> 細部にこだわり全体的意味の理解が困難である認知処理の特徴。

て再生する能力である。一瞬で写実のような絵を描く自閉症スペクトラム障害も少なくない。言語の世界より以前の，そのままの感覚を受ける原初的体験が優位であるともいえる。したがって，感覚過敏であり，見たものの全体的な意味を理解したり，解釈しカテゴリー化したり，言語化するよりも，感覚そのものを受け入れる可能性がある。

　前述した山下清の日記も同様に，記憶方法が画像をそのまま機械的に記憶する処理方法なのかもしれない。これらの見解は，自閉症スペクトラム障害の特殊な認知処理の仕方によって言語の意味理解能力の低下につながることを示唆するかもしれない。

まとめ

　ここでは統合失調症と自閉症スペクトラム障害の錯語様の発話や独特な表現を紹介し，想定される機序を概観した。統合失調症では特異な異常体験をベースに世界の変容感を言語化する試みとして錯語様の発話が出現する。自閉症スペクトラム障害では社会性の問題，感覚過敏，弱い中枢性統合から特徴的な言語症状が生じると考えられる。

文　献

1) 船山道隆, 古茶大樹: 遅発緊張病の経過中に死亡した3例. 臨床精神病理, 30: 11-17, 2009.
2) サルトル JP: 嘔吐 (白井浩司, 訳). 人文書院, 京都, 1994.
3) 宮本忠雄: 言語と妄想―危機意識の病理. 平凡社, 東京, 1974.
4) 前田貴記, 鹿島晴雄: 統合失調症における具象化傾向 (concreteness) と過包括 (over-inclusion). Schizophrenia Frontier, 11 : 207-212, 2010.
5) 堀英太郎: 統合失調症における言語新作の意味と対象関係. 精神分析研究, 58 : 31-36, 2014.
6) 大原一幸, 野津大路, 西井理恵, ほか: 発症から長期経過後も自

己臭症を主症状とした精神分裂病の1症例. 臨床精神医学, 28：1253-1261, 1999.
7) Hou C, Miller BL, Cummings Jl, et al.：Autistic savants. [correction of artistic]. Neuropsychiatry Neuropsychol Behav Neurol, 13：29-38, 2000.
8) 石坂好樹：自閉症とサヴァンな人たち―自閉症にみられるさまざまな現象に関する考察. 星和書店, 東京, 2014.
9) Kanner L：Autistic disturbances of affective contact. Nervous Child, 2：217-250, 1943.
10) Norrenlgen F, Fernell E, Eriksson M, et al.：Children with autism spectrum disorders who do not develop phrase speech in the preschool years. Autism, 19：934-943, 2015.
11) Baltaxe CAM, Simmons JQ Ⅲ：Prosodic development in normal and autistic children. In：Communication problems in autism (eds Schopler E, Mesibov GB). Plenum Press, New York, pp.95-125, 1985.
12) Nakai Y, Takashima R, Takiguchi T, et al.：Speech intonation in children with autism spectrum disorder. Brain Dev, 36：516-522, 2014.
13) Shriberg LD, Paul R, McSweeny JL, et al.：Speech and prosody characteristics of adolescents and adults with high-functioning autism and Asperger syndrome. J Speech Lang Hear Res, 44：1097-1115, 2001.
14) Jolliffe T, Baron-Cohen S：A test of central coherence theory：linguistic processing in high-functioning adults with autism or Asperger syndrome: is local coherence impaired? Cognition, 71: 149-185, 1999.
15) Ramberg C, Ehlers S, Nydén A, et al.：Language and pragmatic functions in school-age children on the autism spectrum. Eur J Disord Commun, 31: 387-413, 1996.
16) 石井 聖：自閉症児［言語認知障害児］の発語プログラム―無発語からの33ステップ. 学苑社, 東京, 2002.
17) Hermelin B, O'Connor N：Psychological experiments with autistic children. Pergamon press, Oxford, 1970.
18) Toichi M, Kamio Y：Long-term memory in high-functioning autism: controversy on episodic memory in autism reconsidered.

J Autism Dev Disord, 33 : 151-161, 2003.
19) 十一元三, 神尾陽子 : 自閉症の言語性記憶に関する研究. 児童青年精神医学とその近接領域, 39 : 364-373, 1998.
20) Inokuchi E, Kamio Y : Qualitative analyses of verbal fluency in adolescents and young adults with high-functioning autism spectrum disorder. Res Autism Spectr Disord, 7 : 1403-1410, 2013.
21) Mottron L, MOrasse K, Belleville S : A study of memory functioning in individuals with autism. J Child Psychol Psychiatry, 42 : 253-260, 2001.
22) Kamio Y, Robins D, Kelley E, et al. : Atypical lexical/semantic processing in high-functioning autism spectrum disorders without early language delay. J Autism Dev Disord, 37 : 1116-1122, 2007.
23) Asperger H : Die "Autistischen Psychopathen" im Kindesalter. Archiv fur Psychiatrie und Nervenkrankheiten, 117 : 76-136, 1944（Asperger H : 小児期の自閉的精神病質（宅摩武元, 髙木隆郎, 訳）. 自閉症と発達障害研究の進歩 2000/vol.4（髙木隆郎, M. ラター, E. ショプラー, 編）. 星和書店, 東京, p.30-68. 2000）.
24) Frith U : Autism : Explaining the enigma. Blackwell, Oxford, 1989（冨田真紀, 清水康夫, 訳 : 自閉症の脳を解き明かす. 東京書籍, 東京, 1991）.
25) Olivati AG, Assumpção FB Jr, Misquiatti ARN : Acoustic analysis of speech intonation pattern of individuals with autism spectrum disorders. Codas, 29 : e20160081, 2017.
26) 内山千鶴子 : 自閉症児の共同注視と言語発達. 高次脳機能研究, 33 : 175-181. 2013.
27) Wodka EL, Mathy P, Kalb L : Predictors of phrase and fluent speech in children with autism and severe language delay. Pediatrics, 131 : e1128-1134, 2013.
28) Williams D : Autism and sensing : The unlost instinct. Jessica Kingsley Pub, London, 1998（川手鷹彦, 訳 : 自閉症という体験―失われた感覚をもつ人びと. 誠信書房, 東京, 2009）.
29) Grandin T, Panek R : The autistic brain : Thinking across the spectrum. Houghton mifflin Harcourt, New York, 2013（中尾ゆかり, 訳 : 自閉症の脳を読み解く―どのように考え, 感じているのか. NHK出版, 東京, 2014）.

第Ⅲ章
錯語・ジャルゴンの評価と治療

1. 錯語とジャルゴンの評価

2. 錯語とジャルゴンを呈する
　失語症例への訓練介入

第Ⅲ章　錯語・ジャルゴンの評価と治療

錯語とジャルゴンの評価

関西電力病院リハビリテーション科　宮崎　泰広

> **臨床に役立つ　ワンポイント・アドバイス**
> One-point Advice
>
> 　錯語の評価は呼称課題における錯語や保続など誤反応の出現割合を分析する。また復唱や音読などの言語課題の成績や誤反応を確認し，言語処理過程の障害を特定する。錯語の出現には，目標語の単語の特性が影響するため特定の呼称課題を用い，錯語の出現パターンの経過を評価する。
> 　ジャルゴンの評価は会話場面と状況図などの叙述・談話課題を用いる。会話場面の自発話を分析することは非常に重要である一方で，発話内容を統制できる課題は経過も含めて分析しやすい。また発話は録音し，音韻が不明確，音列の区切れがないジャルゴン発話の場合は音響分析によりフォルマントやピッチ曲線などを確認する。統語構造が確認できるジャルゴン発話の場合は，新造語や無関連錯語などの発話を構成している錯語を分析する。統語構造が確認できない発話の場合は，動詞や助詞などの名詞以外の品詞の表出や短文の復唱・音読の反応を評価する。また自己の発話に対する認識についても確認する。

はじめに

　錯語とは語や音韻の言い誤りの症状を指し，失語型や病巣によりその性状は異なるが，たいていの失語症例にみられる。この錯語は単語産生における言語処理過程の障害を反映しており，失語症例の病態を理解するうえで有用な情報となる。
　ジャルゴンとは，意味を理解できない発話をいうが，

構音の異常のために聞き取れないものは含めない[1]。このジャルゴン発話を呈す失語症例をジャルゴン失語と呼ぶ。またこのジャルゴンは発話だけでなく書字においてもみられ，ジャルゴン失書と呼ばれる。ジャルゴン失書は一見文章のような体裁を示しつつも無意味な文字や語の羅列，新造語などを含み，意味のとれない書字内容を指す。ただしその出現頻度は低いとされている[2]。

ここでは錯語およびジャルゴンの評価について述べる。なお，ジャルゴンに関して今回は発話のみに焦点をあてる。

I. 錯語

錯語の評価は，まず錯語を分類し，その出現頻度を把握することである。錯語の分類を表1に示した。ここではそれぞれの錯語に関する言語処理過程の障害と評価の着目点を記す。まず呼称における言語処理過程について図1に示した。

【表1】錯語の分類

	実在語		非語
	意味的関連あり	意味的関連なし	
音韻的関連あり	混合性錯語 (いちじく)	形式性錯語 (いなご)	音韻性錯語 (いきご)
音韻的関連なし	意味性錯語 (りんご)	無関連錯語 (テレビ)	新造語 (かちねろ) 記号素性錯語* (苺びらき)

1) 「意味・音韻的関連あり・なし」は目標語と錯語との関係
2) 目標語の音韻と50％以上異なる場合は「音韻的関連なし」とされる
3) 目標語と同範疇や意味的に関連する語彙は「意味的関連あり」とされる
4) 括弧内は目標語「苺」の場合の具体的な反応例を示す

＊記号素性錯語の詳細は本文参照

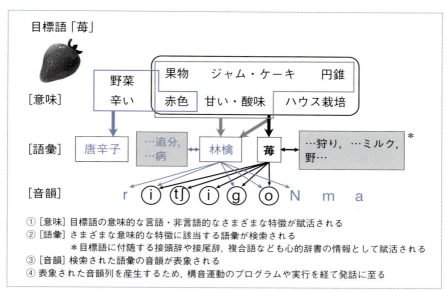

【図1】呼称の言語処理過程

① 音韻性錯語

音韻性錯語は目標語の語彙検索が適切に賦活された後の音韻表象の障害で生じ，その分析は目標語の単語の特性や音韻の誤りの特徴に着目する。まず目標語のモーラ数が多いほど音韻の誤りが出現しやすい語長効果と，目標語の頻度が低い場合に錯語が出現しやすい頻度効果の有無を確認する。音韻表象は語尾の方が不確実とされ[3]，語彙を構成する音列の後部で音韻の誤りが出現しやすい。また音韻性錯語の出現に目標語の頻度効果があるとする報告もある[4,5]。さらに音の誤りが母音と子音のいずれか，音素の置換か転置か，脱落かなどの特徴に関しても分析し，その誤りの特徴を見出す。これらの効果の有無や音韻の誤りの特徴は，音韻処理の異なるレベルとされる[6]。音韻性錯語の出現，音韻の誤りの特徴が，実在語および非語の復唱，

> **KeyWord**
> **＊単語の特性**
> 単語の特性には，頻度，親密度，心像性などがあり，失語症者の発話などに影響を与える要因の一つである。頻度はテレビや日常会話などに出現した計数で得られ，言語処理過程の語彙検索に影響を与える。親密度は単語の馴染みの主観的評定値で単語認知の容易さに関連する。心像性とは，単語から喚起される感覚的な心的イメージの主観的評定値で，意味的に連想される語数を示す有意味度と相関が高いため，低心像語に比べ高心像語は豊富な意味属性を持つ傾向がある。

音読課題の反応と類似するか否かを評価する。これらの分析により音韻処理のどのレベルの障害であるかを把握し，適切な言語処理過程を賦活するための手掛かりを模索する。英語圏では子音結合など音素配列などに着目したいくつかの項目から目標語との音韻類似度を分析する[7]が，日本語では音韻体系が異なるためそのまま適応することはできない。

❷ 新造語

新造語は目標語の音素列から50％以上逸脱した場合とされ[8〜10]，その言語処理過程の障害は意味や語彙，音韻表象のいずれか，もしくは複合的な障害により生じる。多くの新造語は音韻表象の障害に起因するとされるが[11〜13]，音韻表象に起因する新造語は軽快し[14]，音韻性錯語に比べ喚語困難を多く呈する語彙の障害が重篤な症例の新造語は遷延するとされる[15]。この新造語の出現に起因する言語処理過程の障害を明らかにするには，新造語以外の錯語などの出現や，単語の復唱・音読，意味課題などの反応から音韻・意味処理過程の障害の程度を把握する。また経過における各種の誤反応が占める割合の推移を分析する[16]。さらに，Mosesら[10]，Eatonら[17]は新造語のいくつかは単語の音列の部分的な保続の関与を指摘しており（例：鉛筆の呼称後に魚でエンナ），新造語が出現した以前の反応（音韻列）にも着目する必要がある。

また新造語を呈する失語症例は，しばしばし自ら表出した新造語には気付かないが，新造語を復唱させる際には非語であることを適切に判断できるとされる[18]。これは，表出前の語の実在性を判断するcheck match機構の障害が関与するとされ[19]，新造語の出現が遷延するか否かの判断材料となるため，自身の発話に対する認識についても確認する。

③ 意味性錯語・無関連錯語

　意味性錯語・無関連錯語は意味および語彙の処理過程の障害に起因する。この意味性・無関連錯語は目標語との意味的関連性の有無で分類されるが，今日では意味記憶の階層的なネットワークモデルは否定され，同範疇の語彙か否かだけでは判断できない。そのため，野菜や果物などの範疇だけでなく，色彩や使用用途，形状などの意味的な特徴も考慮する必要がある。ただし意味的関連性の有無を明確に区分する方法は確立されていない。無関連錯語の出現は単語の聴覚的理解が保持された症例より障害された症例でみられ，意味処理の障害を反映している可能性を示唆している[20]。よって，単語の聴覚的理解および意味課題の反応から意味処理過程の障害を把握する必要がある。また目標語と意味性・無関連錯語の単語の使用頻度や親密度を比較し，語彙の検索障害であるかを判断する。語彙処理の障害であれば，高頻度・親密語が選択される可能性が高い。

④ 混合性錯語・形式性錯語

　混合性錯語と形式性錯語はいずれも目標語の音韻列に類似した実在語で，相違点は目標語との意味的関連性の有無である。混合性錯語の場合は，意味および語彙，音韻の処理レベルの複合的な障害により出現する[21]。この錯語が出現する割合は少ないが，言語処理過程の複合的な障害を示唆する重要な反応である。そのため，これらの錯語以外の出現割合を比較することや，単語の復唱・音読，意味課題などの反応から音韻・意味処理過程の障害の程度を把握する。形式性錯語は目標語の音韻が置換した音韻変化に伴い偶発的に実在語が出現した可能性もあるが，語彙・音韻の両処理過程の障害が関与していると考えられている[22]。それは経過で形式性錯語の出現が減少しても低頻度語で出現

しやすい頻度効果が指摘されており[23]，例えば「榊」の呼称で「さか・」のような語尾の音韻が明確に賦活されず「魚」が産生されるなど，語彙・音韻処理の不十分な賦活から語彙の使用頻度の高い語彙が出現する可能性がある。このように目標語と出現した錯語の単語の使用頻度（「榊」より「魚」の方が高頻度語）を確認するとともに，音韻間の連結のしやすさを示すバイモーラ頻度（「か」の後に「き」よりも「な」の音韻が連結する頻度が高い[24,25]）に関しても検討する必要がある。

> **KeyWord**
> **＊バイモーラ頻度**
> 語彙を構成する音韻列における音韻間の連結頻度を示す。例えば，「た」の後には「ま」が続きやすいなどで，「た－ま」に比べ「た－さ」のバイモーラ頻度は低いことになる。

❺ 記号素性錯語

記号素性錯語は不適切な記号素の結合により生じる。これは言語処理過程の語彙処理レベルの抑制障害が起因していると推測される。語彙が検索された際に，その語彙の品詞や付随する接頭辞・接尾辞，複合名詞と成り得る連用名詞などの情報も賦活される。これらは通常の呼称の言語処理過程では抑制されるが，この言語処理過程の抑制障害により不必要な記号素が付随した状態で発話に至る。ただし目標語彙に適切な記号素が付随した場合は記号素性錯語にはならず，不適切な記号素が賦活され表出された場合のみ記号素性錯語とみなされる。この不適切な記号素は意味・語彙処理過程の障害を反映しているが，この記号素は保続することが多い特徴がある。そのため，この不適切な記号素が目標語と異なる語彙情報によるものか，保続の観点から以前の反応も含め分析する必要がある。

> **KeyWord**
> **＊記号素性錯語**
> 実在する2つ以上の記号素が結合して新造語となる言語症状を指し，精神疾患や認知症においてもみられる。各言語の特性により厳密な定義は異なるが，「ぶどう梨」「苺びらき」のような直接単語が結合する場合や「南国のテスト」のような助詞が含まれ結合する場合もある。また「ガラスびらき」「南国のチキン」と記号素が保続する場合もある。

以上より，出現した錯語の分析に加え，復唱や音読などの言語課題の反応から言語処理過程の障害を把握する。また定量的な評価をするために同一の言語課題を用いるのが望ましい。それは目標語のリスト（順序）が錯語の出現な

どの反応に影響を与え[26]，また目標語のモーラ数，使用頻度，親密度など単語の特性を統制するためである。その際，課題の正答率だけでなく，誤反応のうち各錯語の出現割合など誤反応パターンの推移を確認することが重要である。

II．ジャルゴン

ジャルゴンの発話を評価するためには，まず会話もしくは談話場面の発話を記録することが前提となる。まずはジャルゴン発話を評価するうえで，発話の分析・分類が重要なので以下に簡略に記すが，ジャルゴンの分類と病態機序に関する詳細は第Ｉ章を参照されたい。

ジャルゴンはAlajouanine[1]が，未分化ジャルゴン（undifferentiated jargon），失意味性ジャルゴン（asemantic jargon），錯語性ジャルゴン（paraphasic jargon）に分類した。その後，諸家の検討により，失意味性ジャルゴンは新造語を主体としたジャルゴン発話を，錯語性ジャルゴンは意味性錯語や無関連錯語の語性錯語を主体としたジャルゴン発話を指すこととなる。現在の本邦では前者を新造語ジャルゴン，後者を意味性ジャルゴン（もしくは錯語性ジャルゴン）と呼ばれることが多い。新造語ジャルゴンの発話例を示す。昨日は誰か面会に来たかの質問に対して，「きしのは，7時ころにてんじょの，あの子がしてりのを…しかのりを持ってきた」のように，内容語が新造語により発話内容が不明となる。意味性ジャルゴンは，語性錯語の頻出により意味を理解できない発話であるため，意味性錯語のみで構成される発話ではなく無関連錯語が含まれる特徴がある（意味性錯語では発話の内容が推測できることが多いため）。また語性錯語だけでなく，内容語の保続（意味性保続も含む）の頻発や同様の語が出現する常同発話の

> **KeyWord**
> ＊語性錯語
> 目標語を他の実在語に誤る錯語の総称である。主に目標語と意味的に関連がある意味性錯語と意味的に関連がない無関連錯語の2つを指すことが多い。広義では，意味性錯語，無関連錯語に加え，混合性錯語と形式性錯語も含まれる。

> **KeyWord**
> ＊意味性保続
> 同一の言葉を繰り返す一般的な言語性保続とは異なり，「鉛筆」の呼称後に次課題で目標語とは無関連な「消しゴム」と表出することである。直前の反応と意味的に関連がある。

出現も影響する。例えば「タイヤ」が常同的に表出される症例で，昨日は誰か面会に来たかの質問に対して，「あの人はタイヤが車（意味性保続）で…車（保続）が見えずに，それでタイヤ車（保続型の記号素性錯語）になってしもうた」のような発話である。この常同発話が，意味・音韻的に類似した語や新造語に変化する意味性・音韻性変複パターンを認める場合もある[27]。なお，新造語ジャルゴンと意味性ジャルゴンの両者は，新造語と無関連錯語やときに記号素性錯語が混在してジャルゴン発話となる症例が存在し，明確に分類できない場合もある。最後に未分化ジャルゴンに関して，これは音韻的に未分化なのか，品詞など文法的に未分化であるのかが含まれる。そこで松田ら[28]は，前者の日本語の文字で表記することが困難な発話を表記不能型ジャルゴン，後者の音韻は明瞭だが語の分離が不能で統語構造が崩壊している発話を音節性ジャルゴンと分類した。表記不能型ジャルゴンは音韻的に未分化で書き取ることができないため，（流暢性の保たれた）アナルトリーなどの音韻表象以外の言語処理過程の障害の関与が推測されている[28]。しかし表記不能型ジャルゴンにアナルトリーや構音障害の合併はない症例が報告されており[29]，現時点ではその障害過程は不明である。音節性ジャルゴンは名詞と動詞，助詞などの品詞間の区別ができず，助詞などの統語構造が認められない点が新造語ジャルゴンとは異なる（上記の新造語ジャルゴンの発話例を参照）。これらを踏まえたジャルゴンの分類を表2に示した。

　ジャルゴンの評価は，まず会話場面における発話を分析することが重要であるため，発話を録音する必要がある。特に，表記不能型ジャルゴンや音節性ジャルゴンは音響学的な分析を行い，フォルマントやピッチの推移を確認する。また会話場面では発話内容の自由度が高いため，状況図や

【表2】ジャルゴンの分類

統語構造				
あり	内容語	実在語	**意味性ジャルゴン**
あり	内容語	非語	**新造語ジャルゴン**
なし	日本語の音韻	明確	**音節性ジャルゴン**
なし	日本語の音韻	不明確	**表記不能型ジャルゴン**

1)「統語構造あり」は助詞や動詞など品詞の判別ができる。ただし，助詞などの文法的な適切さは関係しない
2)「音韻不明確」は日本語の音韻表記できない。ただし，構音障害に起因せず，発話の流暢性は保持される

4コマ漫画の説明，昔話など発話内容が限定できる談話を用いて評価することも重要である。この場合はある程度，発話内容が推測できるため，発話の質的な分析や，同一の談話課題を用いることで経時的な変化を評価できる。ジャルゴン発話は同一の特徴が遷延する症例も存在するが，音節性ジャルゴンから新造語ジャルゴンへの移行[30]，新造語ジャルゴンから意味性ジャルゴン，その後はジャルゴンが消失する経過を辿るとされる[31]。ただし必ずしもこの経過を辿るわけではなく，新造語ジャルゴンから言語機能の改善に伴い，新造語が消失し形式性錯語が増加する[32]，語性錯語や空語句が増加する[33]，音韻性錯語や語性錯語，喚語困難が目立つようになる[34]，音韻性錯語が主体となる伝導失語となる[35]など，新造語ジャルゴンから意味性ジャルゴンに移行せずジャルゴンが消失する場合もある。これらはジャルゴン発話を構成している新造語が言語処理のどの過程の障害に起因しているかが重要となる。新造語ジャルゴンが意味性ジャルゴンに移行せずジャルゴンが消失する症例は，経過で音韻性錯語が主体となり，新造語が音韻表象の障害のみに起因している[16]。これらの症例は，新造語ジャルゴンを呈した時期に，単語や非語の復唱・音読の

言語課題で新造語だけでなく音韻性錯語などの音韻的な誤りが出現している。一方，語彙処理に比べ音韻処理が保持された新造語ジャルゴン例の経過は異なる[36]。これにより特に新造語・意味性ジャルゴンの場合は，ジャルゴン発話を構成している新造語や語性錯語を評価することが重要である（前記の錯語の評価を参照）。ジャルゴン発話の評価において単語の産生過程の障害を分析し，音韻・語彙・意味処理レベルの言語処理過程の障害を把握することが重要である[18,37]。そのためThe Pyramids and Palm Trees Testなどの音韻処理を必要としない意味処理レベルの課題の成績，単語・非語の復唱・音読課題での誤反応，さらには呼称課題における音韻，意味的な手掛かりの有効性を確認する。

また，これまでの錯語は名詞を主体に述べてきたが，ジャルゴン発話では動詞や助詞などの品詞にも着目する。名詞に比べ動詞の方が単語の特性として心像性が低い特徴はあるものの，名詞と動詞の言語処理過程は異なるとされている[38]。そのため，まず動作絵の説明などの課題で動詞の喚語能力を評価する。その際，音韻・意味的な誤りや保続の出現などを確認し，名詞の産生における誤反応と比較する。また統語構造が確認できない音節性ジャルゴンでは，動詞のみの産生を促した場合と呼称の反応と音韻列の特徴を比較することも重要である。さらに助詞の産生を促した場合の反応も確認する。例えば，2つの物品を呼称させ語彙の間に区切れがあるか，「と」「や」などの並列助詞がみられるか，また2語文程度の単純な短文の復唱や音読での反応などから確認する。ただし，復唱や音読は音声や文字などの入力面の言語処理過程を介すので，その点を考慮する必要がある。

最後に，ジャルゴン発話は自身の発話エラーに対する認識が欠如しているとされ[39]，症例自身が自己の発話に関し

> **KeyWord**
> * The Pyramids and Palm Trees Test
> Howardら（1992）が考案した意味的表象へのアクセスを評価するテストである。上段にある絵および単語（例：ピラミッド）に対して，下段の2つの絵および単語（例：ヤシと松）のうち意味的に関連する方を選択する。上・下段ともすべて絵で呈示した場合は言語処理を介さずに意味的表象を評価できる。このテストは52項目から構成され，90％以下の正答率で異常と判定する。

てどのように認識しているかも重要な評価の一つとなる。まず自身の発話の認識は自己フィードバックの問題である。この入力面の問題として最初に挙げられるのが聴覚的な理解能力である。理解は発話に比べ保たれている症例の存在からジャルゴンと聴覚的理解とは関連しないとされている[18,40]が，聴覚的理解は自身の発話を適切にフィードバックするためには重要な能力の一つであるため確認する必要がある。例えば，実在語か非語かを判断する語彙性判断や文法的に適切か否かを判断する文法性判断などの課題の反応を評価する。次にジャルゴン失語症例は聴覚遅延フィードバック（delayed auditory feedback：DAF）によりみられる発話阻害の影響が，健常者に比べ少ないとの報告がある[41]。これも発話に対する自己フィードバックの入力面の異常を検出するための評価の一つである。しかし聴覚的理解良好例ではDAFの反応は健常者と同様との報告や，オンラインで自己の発話内容の適切性を判断することは困難だがテープで録音した自身の発話を聞かせると発話内容が不適切であると判断できるとの報告がある[42]。これらの報告から，ジャルゴン発話に至る要因は自己フィードバックの問題だけでなく，発話前のモニタリングの障害が起因している可能性が示唆されている[43]。ただし，この発話前のモニタリングの障害に関しては評価することが難しい。前述の発話内容の適切性の判断に関する報告では，テープで録音した自身の発話より自身の声とは違う方がさらに適切に判断できている[42]。これは発話に対する自己フィードバックの入力面の何らかの問題が影響していることを示唆している。ジャルゴン発話に至る要因について現状では不明な点が多いものの，ジャルゴン発話に対する自己の認識に関する分析はジャルゴン発話の経過などに重要な示唆を与えると思われる。

> **KeyWord**
> ＊**聴覚遅延フィードバック**
> 発話した音声を遅延させて聞かせる装置である。この装置を利用すると，母音長の延長や音節の繰り返し，イントネーションの変化などが出現し発話の流暢さが損なわれる現象がみられる。その影響は個人差があるが，遅延時間が200ms程度でその効果が最大になると報告されている。

文　献

1) Alajouanine T : Verbral realization in aphasia. Brain, 79 : 1-28, 1956.
2) Cappa SF, Cavallotti G, Vignolo LA : Jargonagraphia : clinical and neuropsychological correlates. Neuropsychologia, 25 : 281-286, 1987.
3) Wilshire CE, Saffran EM : Contrasting effects of phonological priming in aphasic word production. Cognition, 95 : 31-71, 2005.
4) Lecours AR, Lhermitte F : Phonemic paraphasias : Linguistic structures and tentative hypothesis. Cortex, 5 : 193-228, 1969.
5) McCarthy RA, Warrington EK : Cognitive neuropsychology : A clinical introduction. Academic press, San Diego, 1990.
6) 宮﨑泰広, 種村　純：音韻処理過程の2段階仮説に関する一考察―伝導失語例における音韻性錯語の分析から―. 言語聴覚研究, 12 : 121-129, 2015.
7) Kulke F, Blanken G : Phonological and syntactic influences on semantic misnamings in aphasia. Aphasiology, 15 : 3-15, 2001.
8) Hirsh KW : Perseveration and activation in aphasic speech production. Cogn Neuropsychol, 15 : 377-388, 1998.
9) Stimley MA, Noll JD : The effects of semantic and phonemic prestimulation cues on picture naming in aphasia. Brain Lang, 41 : 496-509, 1991.
10) Moses MS, Nickels LA, Sheard C : Disentangling the web : Neologistic perseverative errors in jargon aphasia. Neurocase, 10 : 452-461, 2004.
11) Buckingham HW : Abstruse neologisms, retrieval deficits and the random generator. J Neurolinguistics, 5 : 215-235, 1990.
12) Butterworth B : Disorders of phonological encoding. Cognition, 42 : 261-286, 1992.
13) Olson AC, Romani C, Halloran L : Localizing the deficit in a case of jargonaphasia. Cogn Neuropsychol, 24 : 211-238, 2007.
14) Macoir J, Béland R : Knowing its gender without knowing its name : Differential access to lexical information in a jargonaphasic patient. Neurocase, 10 : 471-482, 2004.
15) Kohn SE, Smith KL, Alexander MP : Differential recovery from impairment to the phonological lexicon. Brain Lang, 52 : 129-

149, 1996.
16) 宮﨑泰広, 種村　純, 伊藤絵里子：失語症者における新造語の出現機序について. 高次脳機能研究, 33：20-27, 2013.
17) Eaton E, Marshall J, Pring T："Like déjà vu all over again"：Patterns of perseveration in two people with jargon aphasia. Aphasiology, 24：1017-1031, 2010.
18) Marshall J, Robson J, Pring T, et al.：Why does monitoring fail in jargon aphasia? comprehension, judgment, and therapy evidence. Brain Lang, 63：79-107, 1998.
19) Butterworth B：Hesitation and the production of verbal paraphasias and neologisms in jargon aphasia. Brain Lang, 8：133-161, 1979.
20) 宮﨑泰広：失語症例における語性錯語の検討. 第17回認知神経心理学研究会抄録集, pp.35-36, 2014.
21) Martin N：Phonological facilitation of semantic errors in normal and aphasic speakers. Lang Cogn Process, 11：257-282, 1996.
22) Nickels L：Words fail me：symptoms and causes of naming breakdown in aphasia. In：Handbook of Neuropsychology, Vol.3：Language and aphasia, 2nd ed（ed Berndt RS）. Elsevier Science, Amsterdam, pp.119-120, 2001.
23) 水田秀子：多彩な錯語を呈した「失名詞」失語：形式性錯語を中心に. 高次脳機能研究, 26：8-15, 2006.
24) Tamaoka K, Makioka S：Frequency of occurrence for units of phonemes, morae, and syllables appearing in a lexical corpus of a Japanese newspaper. Behav Res Methods Instrum Comput, 36：531-547, 2004.
25) Tamaoka K, Makioka S：Japanese mental syllabary and effects of mora, syllable, bi-mora and word frequencies on Japanese speech production. Lang Speech, 52（Pt 1）：79-112, 2009.
26) 宮﨑泰広, 種村　純：失語症者における呼称課題の系列的影響について. 高次脳機能研究, 25：224-232, 2005.
27) 東川麻里, 飯田達能, 波多野和夫：語新作ジャルゴン失語における常同的発話について. 失語症研究, 21：242-249, 2001.
28) 松田　実, 鈴木則夫, 生天目英比古, ほか：「未分化ジャルゴン」の再検討：症例報告と新しいジャルゴン分類の提唱. 失語症研究, 17：269-277, 1997.
29) 伊澤幸洋, 宇野　彰, 小嶋知幸, ほか：マンブリングジャルゴンの

一例―モニタリング，構音・発声および人格という観点から―. 失語症研究, 18：225-233, 1998.
30) 進藤美津子, 加我君孝, 都筑俊寛, ほか：Neologistic jargon Aphasiaの2症例―病巣とJargonについての検討―. 神経心理, 6：118-128, 1990.
31) Kertesz A, Benson DF：Neologistic jargon：a clinicopathological study. Cortex, 6：362-386, 1970.
32) Kohn SE, Smith KL：Evolution of impaired access to the phonological lexicon. J Neurolinguistics, 8：267-288, 1994.
33) 前川真紀, 種村　純, 金子真人, ほか：新造語ジャーゴンの改善・非改善例の比較. 失語症研究, 16：314-321, 1996.
34) Simmons NN, Buckingham HW Jr：Recovery in jargonaphasia. Aphasiology, 6：403-414, 1992.
35) 船山道隆, 小嶋知幸, 稲葉貴恵, ほか：伝導失語に収束した新造語ジャルゴンの1例―新造語発現の機序についての一考察―. 高次脳機能研究, 30：467-477, 2010.
36) Bose A, Buchanan L：A cognitive and psycholinguistic investigation of neologisms. Aphasiology, 21：726-738, 2007.
37) Robson J, Marshall J, Pring T, et al.：Phonological naming therapy in jargon aphasia：positive but paradoxical effects. J Int Neuropsychol Soc, 4：675-686, 1998.
38) 宮崎泰広, 種村　純：失語症者における名詞と動詞産生について Broca失語とWernicke失語の比較. 言語聴覚研究, 6：144-151, 2009.
39) Panzeri M, Semenza C, Butterworth B：Compensatory processes in the evolution of severe jargon aphasia. Neuropsychologia, 25：919-933, 1987.
40) Nickels L, Howard D：Phonological errors in aphasic naming：Comprehension, monitoring and lexically. Cortex, 31：209-237, 1995.
41) Boller F, Vrtunski PB, Kim Y, et al.：Delayed auditory feedback and aphasia. Cortex, 14：212-226, 1978.
42) Maher LM, Rothi LJ, Heilman KM：Lack of error awareness in an aphasic patient with relatively preserved auditory comprehension. Brain Lang, 46：402-418, 1994.
43) Sampson M, Faroqi-Shah Y：Investigation of self-monitoring in fluent aphasia with jargon. Aphasiology, 25：505-528, 2011.

第Ⅲ章 錯語・ジャルゴンの評価と治療

錯語とジャルゴンを呈する失語症例への訓練介入

江戸川病院リハビリテーション科　中川　良尚

> **臨床に役立つ ワンポイント・アドバイス**
> One-point Advice
>
> 　錯語とジャルゴンを呈する症例といえば，急性期のWernicke失語を思い浮かべる方が多いであろう。すなわち，初期にはそれだけ失語が重度であることがまず想定されることになる。しかしその後，新造語ジャルゴンから伝導失語にまで改善する症例[1,2]や，語性錯語が増加する症例[3,4]，喚語困難が中核症状となる症例[5]，一部の課題のみに改善が認められる症例[6]など，経過のたどり方は一様ではない。共通しているのは，回復には長期間の訓練が必要であり，その展開は容易でないことである。このような症例の訓練にあたっては，まず会話訓練や標準失語症検査（Standard Language Test of Aphasia：SLTA）などで得られた反応を，言語情報処理モデルを参照しながら詳細に分析し，その混在する障害を「選り分ける」作業を行うこと，そして選り分けた障害過程に対して，回復あるいは機能再編成が期待できる経路を考察し，どのような順序でアプローチするかという訓練方針を立てることが重要になる。このような視点から，錯語とジャルゴンを呈する失語症例の経過をみていきたい。

Ⅰ．認知神経心理学的モデルに基づく考え方

　錯語とジャルゴンを呈している状態を，言語情報処理モデル[7]で考えてみたい（図1）。

　重度の失語が想定され，錯語やジャルゴンの存在から，出力面における語彙選択，音韻選択・配列の障害が重要視

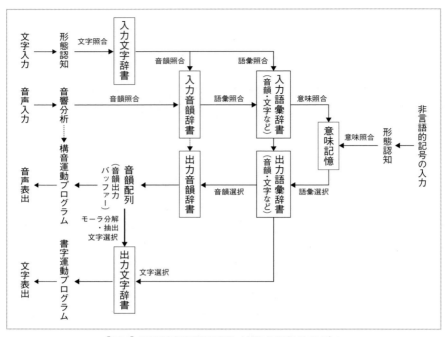

【図1】言語情報処理の認知神経心理学的モデル
(小嶋知幸：Ⅱ章 検査編 失語症検査は何をみているの？ なるほど！ 失語症の評価と治療─検査結果の解釈から訓練法の立案まで─. 金原出版, 東京, p.12, 2010より改変)

されるのはもちろん，音響分析，音韻照合，語彙照合，意味照合といった入力面の障害も複数段階で存在することが予想される。また，表記不能型ジャルゴンであれば発話運動プログラムの関与も考える必要が出てくるだろう。訓練介入のためには，われわれ言語聴覚士（以下ST）が，このような症例が言語情報処理モデルのどの部分での処理に問題を来たしているのか，あるいはどのルートならば活用できるのかなど，課題の反応をみながら詳細に分析し，混在している障害の中から訓練介入の手がかりを得ることが必要となる。

Ⅱ. 錯語とジャルゴンを呈する失語症例の訓練介入

　錯語とジャルゴンを呈する症例として，ここでは発語失行（アナルトリー）を認めずプロソディーは保たれており，発話に句や短文は含まれるが，その一方で新造語ジャルゴンを認め，かつ語性錯語も認められる，古典分類の範疇ではWernicke失語にあたる症例の訓練経過について述べる。

❶ 症例提示
【症例】60歳代，右手利き，男性，元会社員
【現病歴】脳梗塞（左中大脳動脈領域出血性梗塞）を発症し，1ヵ月後に当院入院となった。
【神経放射線学的所見】CT画像にて上～中側頭回，角回，縁上回を含む左中大脳動脈支配領域広範に低吸収域を認めた（図2）。
【初診時神経心理学的所見（発症1ヵ月時）】
1）一般精神機能
　　礼節は保たれており状況判断は比較的良好であった。

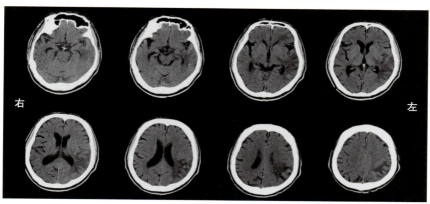

【図2】当院初診時の頭部CT
上～中側頭回，角回，縁上回を含む左中大脳動脈支配領域広範に低吸収域を認めた。

一方，検査の指示などは理解されにくかった。レーヴン色彩マトリックス検査16点。WAIS-R成人知能検査 PIQ 71であり，失語症状のみでは説明困難な全般的脳機能の低下が認められた。

2）行為面

重篤な口腔顔面失行，観念運動失行，構成障害を認めた。

3）視覚認知面

右半側空間無視（線分二等分検査9.8，7.1，9.9/20cm）を認めた。

4）初診時失語症状

発症1ヵ月時のSLTAプロフィールを示す（図3）。

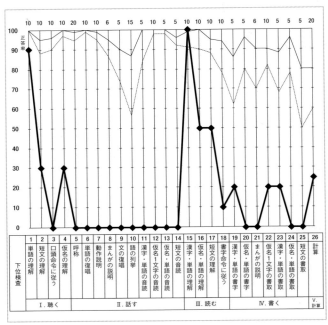

【図3】初診時SLTAプロフィール（発症1ヵ月時）

【失語症状と分析】発話は，音韻に歪みを認めず文レベルの表出が可能であったが，内容語に乏しく新造語ジャルゴンが頻出し，文意はほとんど伝わらなかった。呼称・音読・復唱のモダリティ間に成績差はなかった。一方「これ」「ですね」や，助詞などの機能語は保たれていた。

1) SLTA呼称（0/20）

「猫」：″たけ，たけのけの，そーすか？　たけかわ，おんせん″（語頭音ヒント）″きゃく，きゃき，きゃくにち，きゃっくきょーき″

「犬」：″これが…，にじっていう，にじっき，く，くぎお…，くぎおかくって，にんしき，いやーむずかしいな″（語頭音ヒント）″きゃっちゃ，きゃっち，きゃっち，つっち，きゃっち″

2) SLTA単語の復唱（0/10）

「眼鏡」：″うみったし，うみったし，うみったし，うみったししーうみたし″（再刺激）″ひとたし，はいたし，はいたしとし，かいたし，かいたいとし，そんな感じ″

書字は，漢字単語の書字1/5，仮名単語の書字0/5で，「ほん」では，「わうにきやけあきく」のようなジャルゴン失書が認められた。仮名1文字の書き取りは2/10であった。

意味理解面は，聴覚経路は単語の理解9/10で単語レベルから不確実，仮名1文字の理解は4/10と困難であった。視覚経路は，漢字単語の理解10/10，仮名単語の理解5/10であった。

3) 掘り下げ検査

語音弁別検査は指示が入力されず，実施方法が理解できず実施困難であった。

仮名1文字（清音）検査は，音読6/46，復唱8/46，書き取りは拒否であった。音読の誤りは，「や」を″こ″のように読んでしまう1モーラレベルの錯読（25/40）や，「を」を

> **KeyWord**
> * **機能語（function word）/拘束形態素（bound morpheme）**
> 助詞などの機能語/拘束形態素は，音韻としてのつながりが強い，あるいは意味は一応あるが音韻への依存がより強いので，音韻配列が崩壊しにくい，錯語になりにくいものと考えられる。

> **KeyWord**
> * **語聾**
> 語聾症状が強く残存している時期に，失語症例に聴覚的入力を伴う課題（語音弁別検査など）を過度に要求することは避けるべきである。

"たい"のように錯読の上にさらにモーラが付加されるもの（15/40）であった。1モーラの復唱も同様の傾向であった。

4）初期評価

　本症例の失語症状を言語情報処理モデルで考えると，表出面は，語彙想起障害に加え，重篤な音韻想起・配列・把持障害が中核症状と考えられた。特に，音韻の障害が強いため，新造語ジャルゴンや音韻の付加が頻出し，また，神経基盤は頭頂側頭葉を中心とした後方病巣であり，前方病巣損傷でみられるような音韻の実現自体の障害は認められなかったため，爆発的な勢いで発話可能であったと考えられた。理解面は，語聾や意味理解障害の存在から音響分析，音韻照合，語彙照合，意味照合のすべての段階での障害が考えられた。日常会話においても大きな支障のあるレベルであり，意味理解が伴わずに状況判断に依存して行動していた。以上のことから，本症例は新造語ジャルゴンを呈する，重度の流暢性失語症と判断した。

【訓練と経過】本症例の言語訓練経過をⅠ～Ⅳ期に分けて述べる。各期別の訓練頻度と訓練内容を示す（表1）。

1）第Ⅰ期言語訓練経過（発症1～2ヵ月）　入院：週6回

　発話では所々に実在語がみられるものの，どのモダリティにおいても新造語ジャルゴンが頻発していた。発話症状についての自覚はなく，多弁で，相手に配慮することなく話しつづけていた。理解面の障害も強く，聞き手の推測がなければ，簡単な会話も成立しないレベルであった。

　発症約1ヵ月時に，録音した症例の発話を本人に聞かせたところ，自分の発話であることには気がついたが，新造語ジャルゴンや錯語といった症状に対して驚くことはなかった。

　一方，失語症状全般に対する漠然とした心理的不安は強く，イライラしている様子もしばしば認められた。本来で

【表1】各期別訓練頻度と訓練内容

第Ⅰ期（発症1～2ヵ月）	入院：週6回
①会話訓練	
②単語レベルの意味理解訓練	絵と文字（漢字中心）の照合課題（1/5選択）：こちらを中心に実施
	絵と音声の照合課題（1/5選択）：負担が強いので控えめに実施
③音読・呼称・書称の可能性を探る	上記理解課題で用いた漢字（振り仮名付き）単語（2～3モーラ）の音読
	呼称、書称を部分的に試みる
④迷路などの認知課題	
第Ⅱ期（発症2～7ヵ月）	**外来：週2回**
①会話訓練	
②単語レベルの意味理解訓練	絵と文字（漢字中心）の照合課題（1/5選択）
	絵と音声の照合課題（1/5選択）：徐々に本格導入
③短文レベルの容易な意味理解課題	主部と述部の照合課題（絵付き1/3～絵付き1/5選択）
④単語レベルの表出の可能性を探る	漢字（振り仮名付き）単語（2～3モーラ）の音読
	絵カード（単語：2～3モーラ）の呼称・書称
⑤迷路などの認知課題	
第Ⅲ期（発症7ヵ月～1年）	**外来：週2回継続**
①会話訓練	
②単語レベルの意味理解課題	絵と文字（漢字中心）の照合課題（1/5選択）
	絵と文字（仮名）の照合課題（1/5選択）
	絵と音声の照合課題（1/5選択）
③短文レベルの意味理解課題	主部と述部の照合課題（絵付き1/5選択～絵なし1/5選択）
④単語レベルの表出課題	漢字単語（2～3モーラ、高頻度語）の音読・復唱
	絵カードの呼称・書称（1モーラずつ音声コードを貼り付け）
⑤迷路などの認知課題	
⑥簡単な計算（加減算）	
第Ⅳ期（発症1年～2年4ヵ月）	**外来：週2回から週1回に変更**
①会話訓練	
②単語レベル意味理解課題	絵と文字の照合課題（1/5選択）
	絵と文字（仮名）の照合課題（1/5選択）
	絵と音声の照合課題（1/5選択）
③音韻意識強化課題	音声を聞いて、音の数だけ丸を書く（モーラ数の確認）
④短文レベルの意味理解課題	絵なし文章完成課題（1/5～1/7選択）
⑤単語レベルの表出課題	漢字単語（2～3モーラ、高頻度語）の音読・復唱
	絵カードの呼称・書称（1モーラずつ音声コードを貼り付け）
⑥迷路などの認知課題	難易度は随時変更
⑦計算（加減算）	

あれば入院にて毎日集中的なリハビリテーションを行いたい時期ではあったが，本人の退院希望が強かったことから，発症2ヵ月での早期退院となった。

2）第Ⅱ期言語訓練経過（発症2～7ヵ月）　外来：週2回

臨床場面では，新造語は緩徐に減少している印象であったが，呼称や音読などでは一度正答に至ったとしてもさらに言い直しを続けてしまう状態であった。

呼称「桃」："なんだっけなー，ぶち，ぶちま，ぶち，ちずーじゃないんだよな，あ！　しゃず，しゃず，じゅうよん，あれ，なんだっけな…（ヒントで仮名文字提示）つつむ，もも！　ももだ，ももいーです，もいしょー，ももいーだ"

また，系列語などの比較的自動的な発話でも新造語になっていた。

曜日（月～日）："げー，すく，もー，すく，げれ，つー，べす"

意味処理をほとんど必要としないと考えられる系列語の発話においても，音韻の誤りが顕著であったことから，音韻想起能力は重度に障害されていると考えられた。

意味理解訓練は，視覚的理解は絵付き2語文の理解が可能となってきたが，聴覚的刺激は未だ負担が強い状況で，訓練室内でのSTによる刺激のみに留まっていた。

発症4ヵ月時，自身の発話がどんどん変化していくことに気づくことがあり，はじめて"どうして？"と質問をしてきた。自身の発話に対してフィードバックが若干かかることが増えた模様であったが，これが自発話に反映される様子はなかった。

訓練場面では，偶発的に1モーラの復唱が成立することが増えてきていた。呼称時の語頭音ヒント利用や，聴覚的に与えられた音韻の連結が期待できる状況の足がかりができてきたと考えられた。言語訓練では，引き続き表出面の

> **KeyWord**
> *自己発話モニタリング
> 聴覚的理解と自己発話のモニタリングとは，同一のシステムで行われているわけではないことが示唆されている。

可能性を探りながら，まずは回復の基盤となる意味理解面の安定を目指し，視覚的理解面のさらなる強化，自宅での聴覚的理解課題の緩やかな導入を実施した。

3) 第Ⅲ期言語訓練経過（発症7ヵ月～1年）　外来：週2回継続

　表出面では1モーラずつ復唱してからの連結による，単語の復唱（2モーラ）が可能になってきた。意味理解面は，聴覚的理解は1/5選択でも依然安定しないままであった。課題に対して集中することを強く促すと，諦めずに取り組むことができる機会が増えてきたため，「聞く」という構えを作り出して臨むよう指導した。これら課題が成立することは，語聾症状が若干軽減してきたことをうかがわせるものであった。

4) 第Ⅳ期言語訓練経過（発症1年～2年4ヵ月）　外来：週2回から週1回に変更

　発症2年ほどで失語症状がそれほど大きな変化を示さなくなり，本人および家族の失語症状に対する理解が進んだ一方，通院の負担は強くなってきたため頻度を減らした。

　表出面では，1モーラの復唱や音韻の連結がある程度順調であったことから，音韻想起・操作能力のさらなる向上を目指し，モーラ意識を高める課題を追加した。

　呼称では，語性錯語や迂言も頻回に認められるようになったが，依然として新造語が頻発した。どちらかというと，発話を開始すると止められないといった様子であった。

　「本」："はや，はやし，さらさら，されんわくか，かわ（語頭音ヒント）ほ…ほ…"

　「こま」："まさかよまゆ，これこれ，まるく，回転（語頭音ヒント）ほ…"

　一方，SLTAまんがの説明（話す）では，"これさわって，あしとあたまのこれ，あたま，転がってる，たおれた，た

> **KeyWord**
> **＊音韻連結**
> 1モーラずつ復唱してから，これを連結させて発話表出させる手法。1モーラの復唱ができること，ある程度の音韻把持力があることが前提条件となる。

184 第Ⅲ章 錯語・ジャルゴンの評価と治療

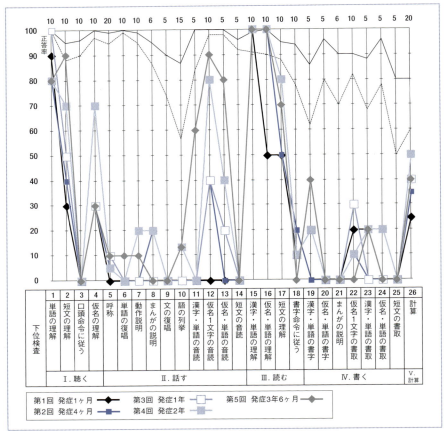

【図4】SLTAプロフィールの経過

わしてる"のように，新造語ジャルゴンが減少し，語性錯語が増加した。

SLTA仮名1文字の音読は4→8，仮名単語の音読は2→4，1モーラおよび仮名1文字の処理は，音読6→24/46，復唱8→14/46，書き取り 不可→9/46と大きな改善が認められた。仮名文字からの音韻想起は，本症例の中では比

> KeyWord
* 音韻想起能力の維持

漢字単語あるいは仮名単語からの音韻想起能力は，訓練による回復後，比較的維持されやすいことが示唆されている[8]。

較的安定した能力であることがうかがえたため，1文字ずつにしっかりと注目して読ませ，さらに連結して音読させることを繰り返した．

　もともとは非常に社交的な性格で，言語訓練そのものには落ち着いて参加することができていた．一方で，失語症状が重篤なためか，失語症友の会への参加はかたくなに拒まれたまま経過した．発症2年4ヵ月の時点で，重度の失語症状は残存していたが，日常生活が安定し，本人の納得も得られたことから訓練は終了となった．

　訓練終了後の再評価（発症3年6ヵ月時）では，音読能力は維持されたが，仮名の理解（聞く）成績は低下した．SLTAの経過を示す（図4）．

❷ 最終評価と考察

　本症例は，錯語とジャルゴンを呈する重度の失語症例であった．最終的には新造語ジャルゴンや音韻の付加が減少して，語性錯語が増加した．語性錯語の増加は，語彙の選択は誤っているが，伝達すべき概念の焦点化がかなりできた上で語彙回収されたことがうかがわれ，またジャルゴンや音韻付加の減少は，音韻想起時にターゲットとする音韻構造がしっかりと捉えられるようになった，と解釈することができる．

　また，本症例は病前から多弁でおしゃべりであった．初期には認知機能全般が十分に高くないことも影響して，一度発話を開始するとなかなか自ら止められない状況であったと考えられた．さらに課題場面では，求められていること以外（下線部分）も音声化していた．例えば，呼称「弁当」では，"これは，どうぶつ，どうぶつのごはん，ごはん，おせなべの，じょぎのおせなべ，<u>私も子供のとき持たされたです，こういう弁当じゃなかったけどねー</u>，しょーぶ，

でんわ，ごはん，じゃないかな，弁当，ごはんばれー，おべんとたべちゃった"といった状態である。このような発話は，Wernicke 失語にみられるような脱抑制という病態機序を想定することもできるが，伝達したいという強い欲求が反映しているものとも考えることができた。

❸ 訓練の展開と訓練のポイント

　このような錯語やジャルゴンを呈する症例の病初期は，自らの障害に対する病識の欠如，強い不安や脱抑制行動などのため，周囲の人々との間で著しいコミュニケーション障害が生じやすい。認知症と誤診されてしまうことも少なくない。ST は家族やスタッフに失語症状を説明するとともに，失語症例の不安を助長しないような具体的な指導を行うことが必要となる。失語症例が伝達したい内容を聞き手が類推しながら，絵や文字なども利用して確認を図り，共通見解をしっかりと持てた上での会話訓練を行う。「伝わった」という達成感が得られることが大切である。

　訓練展開にあたっては，まずは単語レベルでの意味理解能力回復がキーポイントになる。種村ら[9]は一時点のデータの解析から，失語症回復の順序性があり，言語理解の上に，発話，書字の能力が位置する階層性構造が存在すると述べており，中川ら[10]（2006）は複数の同一症例の改善過程における経時的データにおいてもこの階層的構造の存在を確認している。SLTA 総合評価法では，C1（単語の理解［聞く・読む］）・C2（仮名単語の理解）にあたり，これら能力の回復がさらなる失語症回復の基盤になると考えられる。本症例のような語聾を伴った重度流暢性失語症例の訓練は，初期は単語レベルの文字言語理解から開始し，症例に聴覚的刺激を与えても「苦痛でない」様子がうかがえるようになったあたりから，音韻刺激が訓練に有効であるか

を慎重に判断し，聴覚的な理解訓練を導入することが求められる．

　また，発話障害が重篤であるからといって，「発話」に最初から強い負荷で直接アプローチすることは避けなければならない．意味理解という基盤がある程度整ったところで，発話表出に徐々に負荷をかけていくことが重要なポイントになる．そして錯語やジャルゴンについては，常に質的な分析や検証を繰り返し，SLTAプロフィールなどの検査結果のみからは読み取ることが難しい症状の変化を見逃さないようにすることが重要である．

まとめ

　ここでは，錯語とジャルゴンを呈する失語症例の訓練介入について述べた．訓練を展開するにあたっては，認知神経心理学的モデルで障害構造を考えることが重要である．訓練ではまず意味理解障害に対してしっかりアプローチし，徐々に発話面の直接アプローチを導入する．経過の中で，錯語やジャルゴンの質的な変化を見逃さないことが大切である．

文　献

1) Buckingham HW Jr. : Where do neologisms come from? In : Jargonaphasia（ed Brown JW）. Academic Press, New York, pp.39-62, 1981.
2) 船山道隆，小嶋知幸，稲葉貴恵，ほか：伝導失語に収束した新造語ジャルゴンの1例—新造語発現の機序についての一考察—. 高次脳機能研究, 30（3）: 467-477, 2010.
3) Peuser G, Temp K : The evolution of jargonaphasia. In : Jargonaphasia（ed Brown JW）. Academic Press, New York, pp.259-294, 1981.
4) 前川真紀，種村　純，金子真人，ほか：新造語ジャーゴンの改善・

非改善例の比較. 失語症研究, 16 (4)：314-321, 1996.
5) 平野　綾, 奥平奈保子, 金井日菜子, ほか：呼称において多彩な錯語を呈した流暢型失語の1例—誤反応分析を中心に—. 高次脳機能研究, 30 (3)：418-427, 2010.
6) 小野由紀子, 小嶋知幸, 加藤正弘：語新作ジャルゴンを呈した流暢型失語の1例. 高次脳機能研究, 24 (4)：377-383, 2004.
7) 小嶋知幸：Ⅱ章 検査編 失語症検査は何をみているの？ なるほど！ 失語症の評価と治療—検査結果の解釈から訓練法の立案まで—. 金原出版, 東京, pp.11-12, 2010.
8) 中川良尚, 小嶋知幸：慢性期の失語症訓練. 高次脳機能研究, 32 (2)：257-268, 2012.
9) 種村　純, 長谷川恒雄, 岸　久博, ほか：標準失語症検査 (S.L.T.A.) の構造と失語症臨床評価との関連について—因子分析による検討—. 失語症研究, 4 (2)：629-639, 1984.
10) 中川良尚, 小嶋知幸, 佐野洋子, ほか：失語症の長期経過—改善不良群を中心に—. 高次脳機能研究, 26 (4)：348-353, 2006.

索引

■英文索引

A
Alajouanine ················· 10, 11, 12
Alajouanineの3類型 ············ 43
Alzheimer病 ····················· 109
auditory hypothesis ············· 61

B
Baillarger ························· 8
Benson ·························· 12
Broca失語 ················· 30, 127
Broca領野の自走 ················ 72
Brown ··························· 11

D
delayed auditory feedback（DAF）······ 64
denial hypothesis ················ 61

E
empty speech ···················· 76
extended jargon ················· 52

G
Gall ······························ 4
Geschwind ······················ 12
glossolalic jargon ················ 48
Goldstein ························ 10
Goodglass ······················· 12

H
Head ····························· 9

J
Jackson ·························· 8
Jakobson ························ 12
jargon aphasia/jargonaphasia ······ 42

K
Kleist ··························· 7
Kussmaul ················ 5, 6, 8, 9

L
Lecours ·························· 8
lemma ·························· 90
Liepmann ······················· 6, 7

M
mumbling jargon ················ 49

P
phonemic jargon（音素性ジャルゴン）
································· 44
phonological jargon ·············· 51
Pick ····························· 9
pragmatic aphasia ··············· 10
primary progressive aphasia：PPA ··· 75
progressive aphasia：PA ········· 75

R

resource limitation hypothesis ········· 62

S

semantic dementia ················· 109, 116
Slot-and-Filler ······························ 92
SLTA総合評価法 ······················· 186
syntactical aphasia ························· 9

T

The Pyramids and Palm Trees Test ···· 170

U

unawareness ································ 61

W

Wepman ····································· 10
Wernicke ····················· 4, 5, 6, 7, 8
Wernicke失語 ··················· 31, 44, 124
Western Aphasia Battery (WAB) ······ 51

■和文索引

あ

アナルトリー ······························· 14

い

逸脱 (deviation) ·························· 24
意味障害 ·································· 108
意味照合 ·································· 176
意味性語新作 ···························· 113
意味性錯語 (semantic paraphasia)
 ······· 11, 12, 13, 14, 28, 107, 129, 165
意味性ジャルゴン (semantic jargon)
 ····························· 43, 113, 134, 167
意味性変復パターン ················ 66, 114
意味性保続 ······························· 167
意味属性 ·································· 108
陰性症状 ··································· 71

う

運動性錯語 ································· 10

お

押韻常同パターン ························ 65
大橋 ·· 15
お役所言葉 ································ 59
音意味混合 (phonosemantic blends) ··· 28
音韻系列化 ······························· 129
音韻辞書 ·································· 124
音韻照合 ·································· 176
音韻性錯語 (phonemic paraphasia)
 ···· 11, 12, 13, 14, 16, 26, 89, 123, 163
音韻性失名詞 ······················· 90, 130
音韻性ジャルゴン ······················· 50
音韻性の逸脱 (phonemic deviation) ···· 25
音韻性の表出バッファ (phonological output buffer) ······························· 33
音韻性変復パターン ···················· 126
音韻想起 ·································· 180
音韻符号化 ·························· 89, 124
音韻変復パターン ························ 65

音韻連結 183
音響心像 5
音響プラン 6
音響分析 176
音節性ジャルゴン 17, 46
音節性ジャルゴン (syllabic jargon) 47
音素性錯語 11, 12

か

概念の焦点化 185
カテゴリー特異性障害 110
空語句 114
感覚過敏 155
感情言語 8

き

記号素性錯語 (paraphasie monemique / monemic paraphasia) 8, 29, 70, 125, 166
逆語長効果 96
共有的属性 109

く

偶発性発話 71

け

形式性錯語 (formal paraphasia) 13, 29, 89, 112, 129, 165
形態素性錯語 13
形態素性ジャルゴン 13
結合 12
言語情報処理モデル 175

こ

語彙照合 176
語彙想起 180
後方領域 32
語音弁別検査 179
語間代 78
語新作 43
語性錯語 (verbal paraphasia) 5, 10, 26, 167
語性ジャルゴン 46
語性の逸脱 (verbal deviation) 25
語想起型 7
語長効果 92, 163
骨相学 4
古典論 4, 17
語の呼び出し機構 33
誤反応分析 126
語聾 179
語漏 (logorrhea) 70
混合性錯語 (mixed paraphasia) 29, 129, 165

さ

再帰性発話 67, 71, 75
錯語 4, 127, 175
錯語性ジャルゴン (paraphasic jargon) 11, 43, 113, 167
錯書 13
錯読 13
笹沼 16

し

自己発話モニタリング 182

字性型	7
字性錯語	5, 7
舌がたりジャルゴン	13
失意味性ジャルゴン（asemantic jargon）	10, 11, 43, 167
失語	107
失語症回復の順序性	186
失統語性ジャルゴン	13
疾病否認	58, 60
失名詞	124
失名詞失語	127
自動言語	72
自閉症スペクトラム障害	149
社会性	154
ジャクソニズム	71
ジャルゴン（jargon）	8, 35, 42, 133, 175
ジャルゴン失語	42, 113
ジャルゴン失書	162, 179
ジャルゴンタイプの経過	52
ジャルゴンの3段階経過説	52
ジャルゴンの病巣	81
ジャルゴンの分類	47
純粋錯語	7, 8
症候の解離	73
上側頭回	32
常同言語	67
常同語	114
処理モジュール	111
進行性失語	75, 101
新古典論	12, 17
新造語（neologisms）	27, 43, 164
新造語ジャルゴン（neologistic jargon）	11, 43, 113, 167, 177
深層失語	95
心理言語学	12

す

ストレスに対する対処行動	59
ストレスパタン	90
スペルアウト	91

せ

全体論	17
選択	12
センテンス性ジャルゴン	46
前頭葉損傷	32

そ

相互活性仮説	14
相互活性化モデル	112, 138

た

脱抑制	71
脱落（deletion）	26
多弁	70
単語唖	8
単語概念	6
単語の特性	163
単語プラン	7
単語聾	7, 8

ち

置換（substitution）	26
知性論	8
知的言語	8
注意障害説	6

中心後回	32
中心前回	32
聴覚遅延フィードバック	64, 171
超皮質性運動失語	127
超皮質性感覚失語	127

て

転置 (displacement)	26
伝導失語	31, 51, 90, 124

と

統合失調症	143

に

認知神経心理学	12, 13, 14

は

バイモーラ頻度	166
波多野	16, 17
発語失行	14
発話促迫 (press of speech)	70
濱中	16
範疇性エラー	14

ひ

非失語性呼称錯誤 (nonaphasic misnaming)	59
微視発生	11
左縁上回	32
表記不能型ジャルゴン (untranscribable jargon)	17, 47, 49
病識	58
病態失認	11, 60, 119
頻度効果	163

ふ

フィードバック	62
付加 (addition)	27
複合性の逸脱 (compounded deviation)	25
舞踏病性錯語	6
分散モデル	108
文節性ジャルゴン	46

へ

弁別素性 (distinctive feature)	30
弁別的属性	109

ほ

ボストン学派	12
保続	65, 125
本質属性	146

ま

松田	17
マンブリングジャルゴン	50

み

未分化ジャルゴン (undifferentiated jargon)	10, 43, 167

む

無関連錯語	14, 28, 90, 112, 113, 129, 165
無関連な語性錯語	13

め

命題的言語	9

も

妄想気分……………………………… 145
モニタリング………………………… 62

や

山鳥のジャルゴン分類………………… 45

よ

陽性症状………………………………… 9
弱い中枢性統合……………………… 155

り

離人症………………………………… 145
流暢性……………………………… 12, 51
両側性病変の意義…………………… 82

れ

レビー小体型認知症………………… 79
連合性誤謬…………………………… 14
レンマ（lemma）…………………… 78

● 内容紹介 ●

失語症候学における花形ともいえる「錯語とジャルゴン」
その発話異常の症候は多彩であり，病態機序解明への興味は尽きない！

本書は，2016年11月に松本で開催された日本高次脳機能障害学会学術総会サテライト・セミナーでの講演を核として，新たにいくつかの項目を加えた「錯語とジャルゴン」についてのモノグラフである。
失語症研究の歴史的展開から，その位置づけをひも解き，それぞれの臨床型や評価と治療について詳細に解説した。
また，未だ不明な部分が多い病態機序についても，各執筆者が果敢に論考を繰り広げた。
これからの失語症研究にとり，探求の指標となる一冊である。

© 2018　　　　　　　　　　　　　　　　　第1版発行　2018年1月10日

錯語とジャルゴン

（定価はカバーに表示してあります）

一般社団法人 日本高次脳機能障害学会
教育・研修委員会 編

検印省略	発行者	林　　峰　子
	発行所	株式会社 新興医学出版社

〒113-0033　東京都文京区本郷6丁目26番8号
電話　03（3816）2853　　FAX　03（3816）2895

印刷　株式会社 藤美社　　ISBN 978-4-88002-869-9　　郵便振替　00120-8-191625

・本書の複製権・上映権・譲渡権・公衆送信権（送信可能化権を含む）は株式会社新興医学出版社が保有します。
・本書を無断で複製する行為（コピー，スキャン，デジタルデータ化など）は，著作権法上での限られた例外（「私的使用のための複製」など）を除き禁じられています。研究活動，診療を含み業務上使用する目的で上記の行為を行うことは大学，病院，企業などにおける内部的な利用であっても，私的使用には該当せず，違法です。また，私的使用のためであっても，代行業者等の第三者に依頼して上記の行為を行うことは違法となります。
・JCOPY〈出版者著作権管理機構 委託出版物〉
本書の無断複製は著作権法上での例外を除き禁じられています。複製される場合は，そのつど事前に，出版者著作権管理機構（電話 03-3513-6969，FAX 03-3513-6979，e-mail：info@jcopy.or.jp）の許諾を得てください。